找回健康力

節氣，你的健康管理師

當環境外邪來襲，
身體防護力需要有效升級！

杏林說書人 黃雅玲 著
董振生博士 指導．監修

在對的時間，吃對的食物，做對的運動，
教你趨吉避凶的健康農民曆

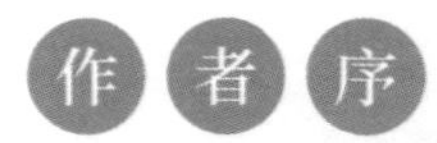

身體雷達不靈敏，健康自然跟著出問題！

近日有聽友在我粉絲頁私訊，他說以前在住院時，就喜歡收聽我的節目，但五年前他因為健康惡化戴上呼吸器，從此中斷空中相逢的緣分，好在最近有好轉，終於又聽到節目了，還說很驚訝為什麼這麼久了，我的聲音與語氣都沒變，還是充滿活力，但也為他自己生命能延續到何時而感嘆......。

一週有五天，得摸黑起早，在凌晨 4 點到 7 點做現場節目，這雖只是我的工作之一，卻是我很喜歡的日常。覺得自己聲音頻率與愛笑的特質，很適合迎接清晨到來的節目。聽友們喜歡這樣既能提神又能帶來愉悅的元氣，我因此備受鼓勵，得以堅持至今 9 年了。

其實我當初在考慮承攬這個時段的節目時，有猶豫過，因為這個時段對身體的考驗不小，要如何在原本應該休息舒緩的時間，腦力全開，精神飽滿，活力充沛的做節目，而且絕不能遲到？

事先跟我的中醫博士老師董振生諮詢過，他說只要作息固定，足夠的休息，飲食有度，懂得自我保養，就不用擔心對身體的負擔。其實，我最初的擔心是有緣故的……。

20 多歲時，自認年輕而且為努力工作而經常熬夜，喝好幾杯咖啡提神，其實會心悸但假裝不知道，冷熱不識，飢飽不管，身體因緊張而僵硬卻渾然不覺，天氣變化也不注意，生活作息不定，飲食也隨便 ....，沒幾年就遇上了免疫系統叛變，高燒、急性溶血、黃疸、天旋地轉，緊急住院多日，做了各種檢查，我認為一定是有什麼大問題！

但醫生說查不出原因！沒有答案對我是重擊，因為不知道而被無力感吞沒，未來又該如何面對呢？當時只能以類固醇長期服用，導致身型與臉面變腫，心緒波動比股市行情還叫人難捉摸，還被交代日後要改做簡單比較沒有壓力的工作，這對我更是晴天霹靂 ....。

後來遇到了董振生博士，他教我用很簡單的方式先將血液品質提升，穩定了情緒，再提醒說問題就出在我的生活作息與飲食，我剛開始沒辦法接受，原因怎麼可能這麼普通！真的嗎？這種很多人都有的情況就能把我害得慘兮兮？但自己真被那一場病魔主演的場面嚇到了，於是想著「不然試試看吧！」

照著他的建議，我做了調整，就這樣慢慢我的身體恢復健康了，而且才意識到原本的我就對氣候與環境變化很靈敏的，卻因為一頭扎進工作，完全無視自己的身心感受，所以慢慢地重拾了原有的敏感度，提升自我觀察能力，透過親身實踐，不論是對環境變化或是身心的狀態，竟成了我健康的重要能力！

這幾年總是在凌晨三點多出沒的我，感受最深的是節氣的變化。有次在初秋的夜裡，即使白天還是溫度偏高的情形，但那當下秋風裡的乾燥，還有一絲寒涼鑽進懷裡，我深刻體會到為何說秋天因為忽冷忽熱，冷縮熱脹的影響，導致樹木的維管束被撐開而損害，導致葉子得不到養分而漸漸枯黃，葉子變色其實是一種美麗的哀愁。

因爲廣播工作緣故，我在節目中難免會分享到節氣相關訊息，但以往所收尋到的資料，只看到可以做什麼卻少有解釋為什麼？真的好多疑問會冒出來。

好在老師對節氣很有研究，就這樣經過了三年的咀嚼，才磨出了這本書，而且還錄了 podcast 的節目「黃董好健」，黃鮮菇加上 bua 董，笑談天地人，聊聊健康事。

了解節氣的變化與身體的對應有什麼好處？對我來說，已經十多年，不需要因為感冒去看醫生，因為對身體的感受敏感，所以當有了一點點風寒或狀況，當下就用適合的飲食或泡澡的方式解除，不會讓風邪長驅直入進入體內，再來對抗與治療。不單是省了很多醫藥費與時間成本，最要緊的是重拾信心昂首前行，就是我有能力維護健康守護自己，也能接受工作的高壓挑戰。

我最想跟大家分享的是「培養對身體的觀察能力」，這也是本書的核心觀念，透過節氣新視野的認知，以看圖說故事的方式，敏銳地感受環境與季節的變化，也同樣能對身體細微變化有所覺知，並做出反應與維護。

我在 2015 年，接下這個從黑夜到黎明的現場節目，也正是我個人第一本養生書《頸椎回正神奇自癒操》的出版，而且也入選 2015-16 年的博客來健康類百大暢銷書，如今已經來到了第四本書。不論是脊椎回正操或是這本有關節氣養生與觀察力提升的書，所有醫學知識與養生的方法都是來自於董振生博士的指導與教授。

跟隨老師學習多年，我耳濡目染也學會許多保養概念與方法，喜歡簡單的方式卻能立即見效，而且了解其中的機制而安心運用。我是採訪者也是實踐者，因為好奇所以問為什麼，一定要實際印證，再去跟親友分享。

這本書能完成，除了感謝老師不藏私，總是不厭其煩，深入淺出的解說，對於我這個資質平庸還喜歡反問「喔？真的嗎？我試試再說！」的學生來說，真的要特別感謝老師的包容，也很感謝師娘蘇雅卿女士，總是以美食與舒心為不足的我加油打氣，以及插畫創作者黃羽柔，以她赤子之心的筆觸與色彩為這本書增添豐富度，還有風和文創的用心編輯，希望能呈現給大家顯淺易懂，又能收穫滿滿的養生助益。

祝福正在為身心安頓而努力的你，我們一起健康吧！

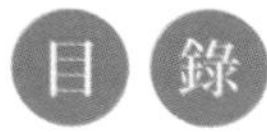

目錄

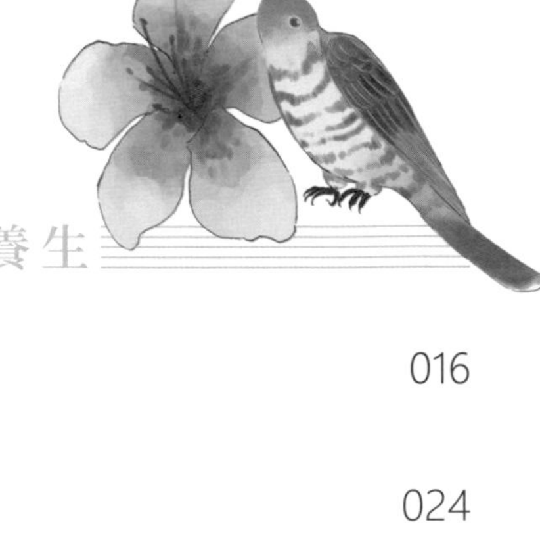

I 春・順應時勢養生

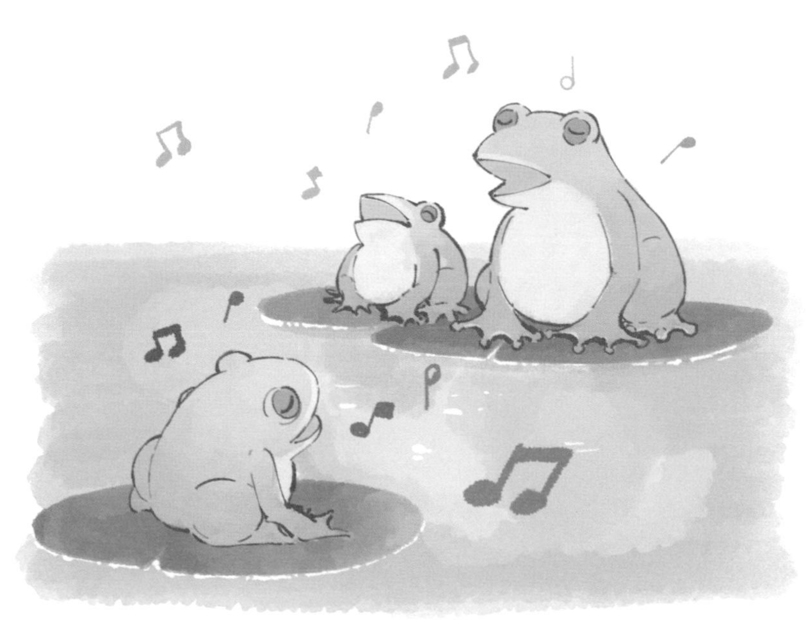

II 夏・體驗生命的美好

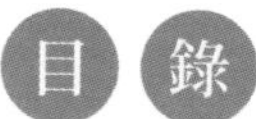

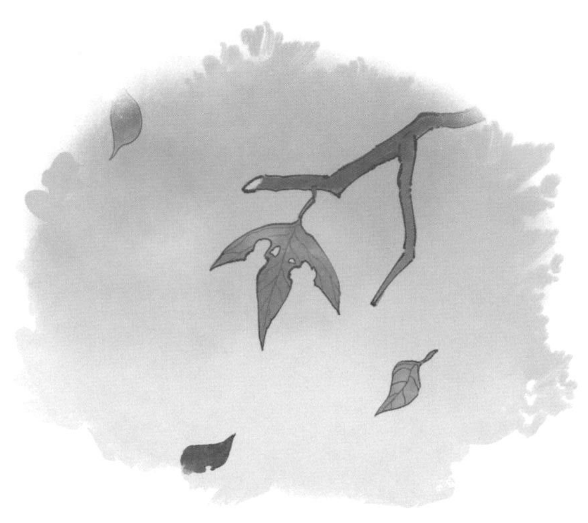

III 秋 ·蓄養生氣告別秋愁

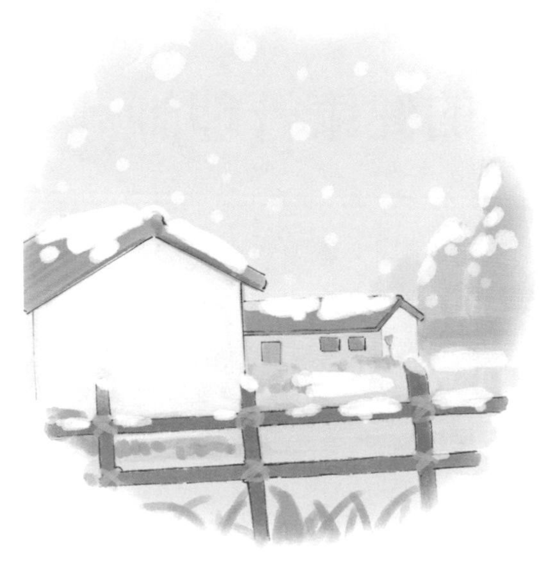

IV 冬・能量蓄勢待發中

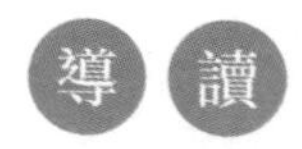

讓節氣當你的健康管理師

馬賽克小姐的貧血有特定節日，春夏秋冬只有春天才這樣；某先生，與蕁麻疹纏鬥多年，卻總在穀雨節氣大爆發，讓他不禁懷疑人生；貴婦 A 身體檢查數字正常，卻常在秋分時節出現莫名的高血壓；家庭主婦日常生活很平凡，竟然立冬節氣報到，洗個碗就會頭痛難耐！

這些都是書內提到與節氣有關的真實案例。節氣對人們身心健康的影響比我們想像的還要深遠，像個按鍵，時間一到就會啟動不同的狀況，它會誘發潛在的問題，凸顯身體的弱處，有人總是在某個節氣出現相關症狀，隱藏多時的暗疾在特定時節就冒出來！或是原有的老毛病，到了某個節氣就變得嚴重，換季後又緩和了！

你是那個受到節氣擺佈，還是將之化為助力的人？

本書並非強調自癒力的養成，也非著重調整體質，而是透過對節氣的觀察，提醒外在環境的變化會對身體產生影響，知道該如何對應。

對節氣的觀察，就是對環境氣候的變化，要了解風、寒、暑、濕、燥、火的強弱，自然界的動物花草、所有物質，各有陰陽區別，而陽氣與陰氣的勢力消長與曲線變化，也會反映在人體的生理機制與健康情況。陰與陽各有好壞，舉凡日照、溫度、濕度、陽光、空氣、水等，對我們是扮演怎樣的角色，該如何避開不良影響，同時借力使力養身安心。

節氣三候隱藏營養學、生理學與心理學，養生保健跟著節氣好好過生活

那麼節氣有什麼好觀察的？每個節氣大約 15 天，以 5 天為一單位，分成三候，候有「等候」的意思，就像農民曆一樣，這是千古來的經驗紀錄，古人以大自然現象或動植物的故事作為比喻，以圖示法來解析節氣特性與變化，了解這些動植物所代表的意象，以現代環境學、生理學、心理學、營養學角度去解釋節氣的機制，參透這裡面的健康密碼。

書中所分享的，不論是食療與保健方法，都能快速感受到效果。以 5 天為一單位的飲食，真能看出影響嗎？以火氣大為例，通常吃過後就應該有立即改善，食療若有效，吃一天就能感受，若三天了還無感，就是沒有對症，就要調整了。所以五天綽綽有餘，七天後若無改善就得調整食療方。

如果能多了解節氣，培養對環境以及自己身體變化的敏感度，選擇合宜的飲食與保健妙方，相信是對健康最佳投資。

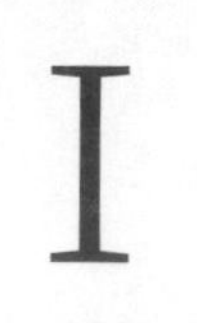

時令進行曲

春

順應時勢養生

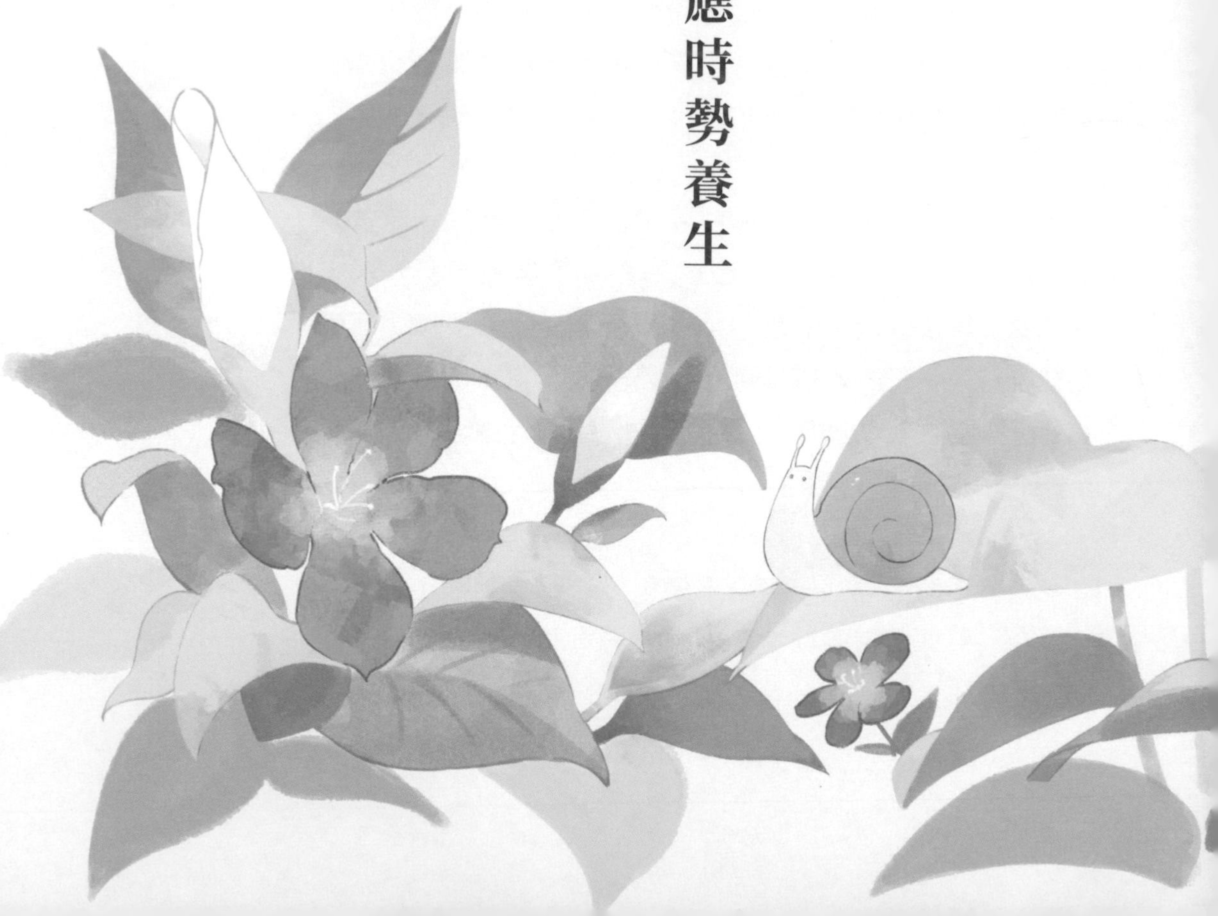

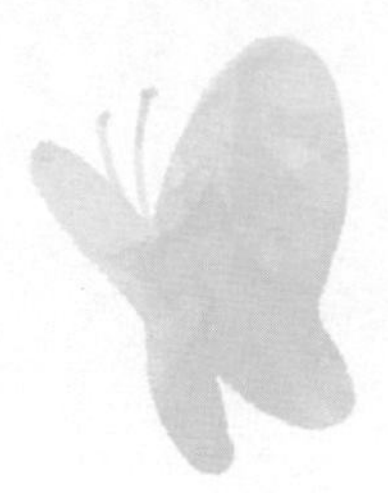

春天，萬物逐漸甦醒，
陽氣正慢慢活絡，
生命力也漸漸在向陽而生。

- **立春** - 護肝養肝
- **雨水** - 養脾祛濕
- **驚蟄** - 收斂腎氣少說話
- **春分** - 三菜三水三防遠病氣
- **清明** - 不靜不濕安頓身心
- **穀雨** - 排除身體火氣

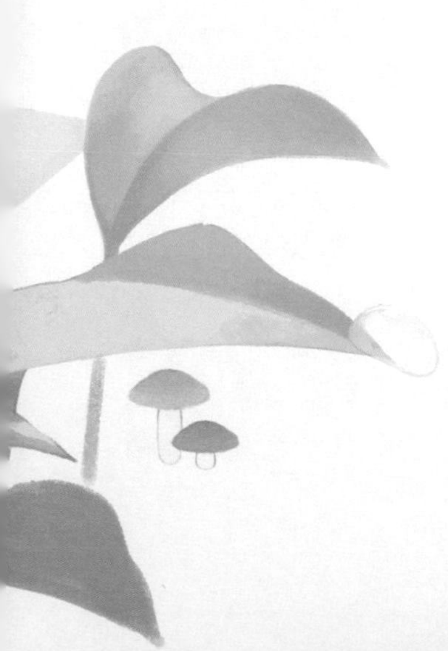

立春

二月 3/4/5 日

養肝護肝好時節，身體微動擺脫病氣

春天是我們生氣勃發的時候，陽氣開始慢慢出來，生命力正開始慢慢甦醒。如果此時能與自然界好好配合，就有很好的養生效果。

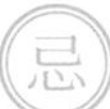

春寒是開始變暖的起點，這時有人會出現春睏現象，容易賴床、沒有睡飽的感覺。其實有些簡單的方法，就能改善。泡泡腳、常梳頭，讓身體快點甦醒。

立春時的風吹來，開始有點暖意，但腳站的地還是冰的，陽光的力量還不強，所以熱力透不進土地裡，因此我們的身體會上半身暖，但下半身還在寒的狀態。

雖然春天萬物逐漸甦醒，處於生氣勃發狀，相對一些毛病也會跟著活躍起來，例如關節炎、腰痛、神經痛，甚至是腸胃不適，連失眠都來擾人。

如果能在這特定節氣裡，讓身體微微動一動，運用得宜的飲食及生活習慣，其實是可以擺脫病氣，獲得不錯的改善。

相對來說，冬天因天氣寒冷我們較少活動，代謝會跟著變慢，不只肌肉容易流失，肝臟與其他內臟的功能也會比較低下，長肌肉需肌醇，就要透過肝臟來補充，這兩者的功能如果同時慢下來，肌肉的生長也不理想。

所以春天，更是養肝護肝最好的時節，不要讓肝臟的機能過度亢進。

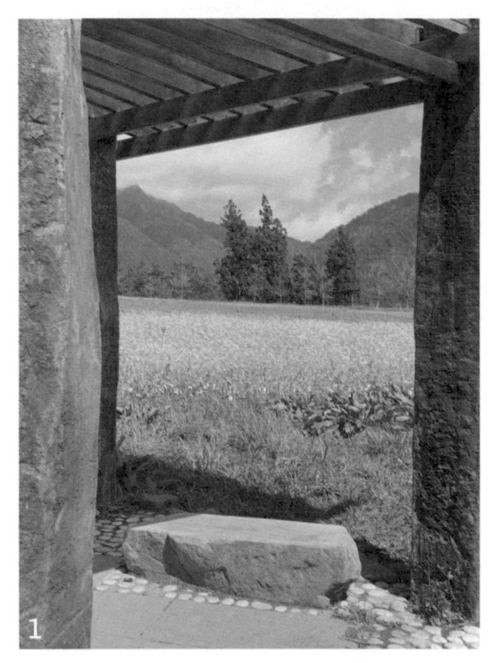

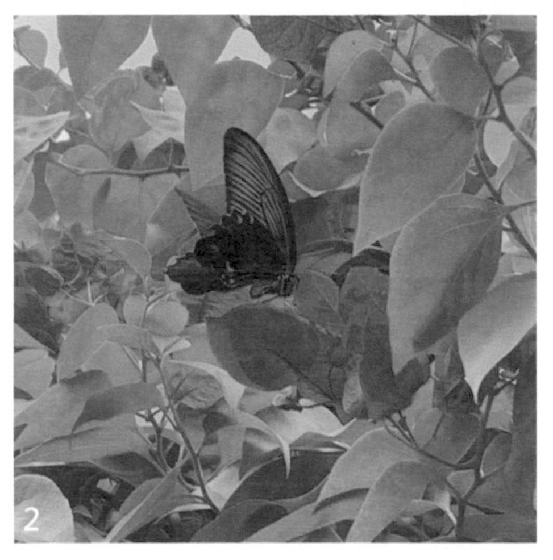

1. 春，天氣逐漸回暖，花草植栽逐漸長出嫩芽，暗示著活力、生氣漸漸復甦。
2. 春天來了，陽氣正慢慢活絡起來，配合自然生態作息，養生可以事半功倍。

節氣觀察室

陽氣在春天來臨時，慢慢活絡，有點誘發、帶點騷動感，像是有人溫柔地喚醒你，而不是把你踹醒。此時能與自然界好好配合，就有很好的養生效果。

方法 1. 順應自然

在春天的我們，很像你從冰箱拿出了冷凍肉退冰，表面可能軟了些，但實質還是冰凍僵硬，想要快速解凍，人又不能放進微波爐，要自然地讓身體解凍，上半身衣物要比較透氣，不要又是皮襖、毛帽包著。

有些正妹愛穿厚重上衣搭配真理褲，雖說是「春意盎然」，但不是正確的春天穿著！而是要反過來，上衣輕便些，下半身要做好保暖，因為土地的寒氣還很重，容易下肢循環不良，受到寒氣侵襲而不舒服。

方法 2. 常梳頭活化腦

大腦是「諸陽之首」，所有的陽氣（身體訊號）都從大腦發出，頭皮上有數十個穴道，刺激頭皮會讓腦的功能與血液循環比較活躍，特別是經過一個冬天，之前的代謝與活動力比較低，春天了，自然要先讓我們的腦活化。醒來時若能抓抓頭，梳梳頭，就能活絡氣血，喚醒大腦。

摸摸頭安撫情緒

要寵物乖的時候，也會摸摸頭。陽氣要順，頭髮不能亂，電流穩定，經絡也會穩定，皮下的循環就會變好。

方法 3. 泡腳改善下身寒氣

所謂千里之行始於足下，腳很重要，是人體最重要的支撐點，老化也可從腳看出端倪，而支撐腳的主力是肌肉，若活動低下，又沒有補充適當營養，我們的骨頭沒有足夠肌肉支撐，身體容易出毛病。

尤其剛過冬天，春天就是上半身醒了，下半身睡著狀態，建議用泡腳來祛寒改善。可用跟體溫相近，40 度 C 左右的溫熱水，泡腳約 15 分鐘，浸過腳踝即可。

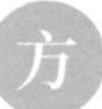

顧肝脾胃多吃甘味少生氣

立春泡腳養生，更是護肝養肝最佳時機。要顧好肝，才能長肌肉，所以第一個注意的是避免生氣，再來就是要顧脾胃，得多吃甘味的食物。甘與甜不同，甘味，以現代的說法，其實是胺基酸，甜味則是糖分，我們要長肌肉要用到的是胺基酸而不是糖。要注意，回甘與甜膩不一樣。

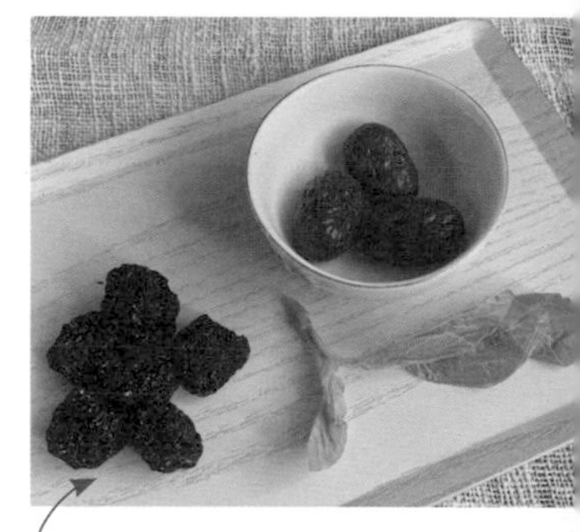

春天是養肝護肝最好時節，多吃點甘味食物像是紅棗、黑棗，可以養肝。

什麼是甘味的食物，像是牛肉、紅棗、黑棗，還有瓜類，瓠瓜、黃瓜、小黃瓜，以及大白菜、黃豆、毛豆等等，蛋白質含量較高，富含胺基酸的食物，很適合在春天食用。

TIPS

荷葉茶泡腳減重效果更好

想要減肥或健身，核心肌群是關鍵，有人想讓自己體態苗條，選擇吃很少，反而讓代謝變慢，甚至為了變瘦，喝有利水消腫的荷葉茶。只是身體接觸到荷葉茶成分的部位的循環會比較好，若用喝的，進入體內會先接觸到腸胃，反會造成胃口大開，對減重不利，所以可將荷葉茶放在水中來泡腳，減重效果更好。如果可以，立春期間，天天泡腳的話，15 天至少應可瘦 1 公斤。

為何選在立春長肌肉，那是為了改善在冬天因代謝變慢而流失的肌肉群。我們除了透過食補，立春節氣裡也適合透過簡單有效的動作來鍛鍊肌肉。因為活動力低下，代謝率會變比較慢，沒有足夠的肌肉支撐時，很容易出現膝蓋的問題；現代人久坐不動，容易腰痠背痛，就更不想動。

你可以踮起腳尖，只要 5 秒鐘，就能立刻緩解膝蓋、腰背痠痛情況。踮腳尖時，你的臀部也會夾起來，這時候你會用到兩塊很重要的肌肉，包括腰內轉肌與臀大肌，就能達到很好的鍛鍊。有些人墊起腳尖時，會有搖晃的現象，那是因為兩隻腳的循環不同，肌肉力量也有所差別。在做這個動作時，可以靠著牆，背部貼近牆壁有所支撐，就能輕鬆做到。

金雞獨立養肝

要進一步做到養肝的動作，就是單腳站立——金雞獨立。兩隻腳輪流，只要一隻腳離開地面就行，一次維持 5 分鐘。能做到的人表示肌肉張力好。腦的循環好，平衡感就會好。做完這個動作，就跟游泳、跑步、重量訓練效果一樣。

節氣好生活

立春三候·動一動身體好解凍

春天，天氣不是一口氣變暖，而是要經過解凍、甦醒到遠離寒氣數個階段，養生也求階段式保養。

第1候 東風解凍

春天到，開始吹東風。東風帶來暖暖的風，風漸暖，冰也漸融解，但這時最冷，就像融雪時比下雪還冷，因為融化過程會吸收空氣中的熱能，所以才會有所謂的「春寒料峭」。特別是太陽一下山，寒氣就更明顯，古人所謂的日落而息的觀念，特別適合此時。

早睡早起緩和睡眠困擾

可以在傍晚 6、7 點先睡，到晚上 11、12 點過後自然醒來（註：陽氣初生的時間點是在子時，晚上 11 點 30 左右）其實就有很好的休息效果，隔天也不會累。尤其有失眠困擾的人，可以試試。早睡早起，我們這塊冷凍肉會有很好的解凍效果。

立春，春寒料峭，配合日出日落調整作息。

原來如此·日出日落影響新陳代謝

日出日落都會影響我們身體荷爾蒙以及新陳代謝率。根據統計，世界各國發生事故率最高的時候，就在傍晚 6、7 點，尤其春天太陽剛下山，土地的溫度開始變化，我們的新陳代謝率──血液循環就會變低，生理時鐘便會提示要休息了，反應自然會變慢，就會覺得特別想睡覺。

第2候
蟄蟲始振

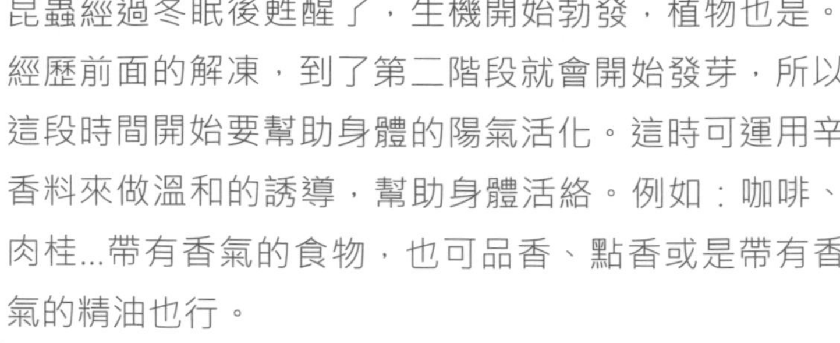

昆蟲經過冬眠後甦醒了，生機開始勃發，植物也是。經歷前面的解凍，到了第二階段就會開始發芽，所以這段時間開始要幫助身體的陽氣活化。這時可運用辛香料來做溫和的誘導，幫助身體活絡。例如：咖啡、肉桂...帶有香氣的食物，也可品香、點香或是帶有香氣的精油也行。

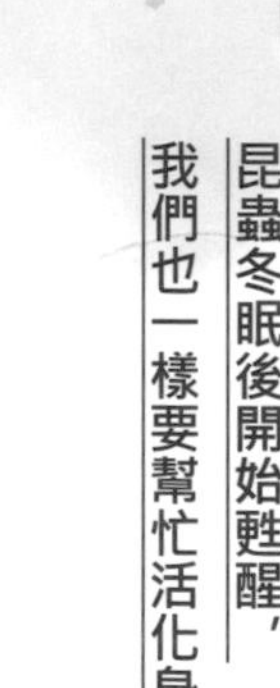

昆蟲冬眠後開始甦醒，我們也一樣要幫忙活化身體。

少酸多辛減少胃食道逆流

孫思邈所寫的「千金方」就有提到在這一段時間要少酸多辛。辛就是「香」，酸是指「酸腐」。少酸腐就是少吃隔餐、隔夜的食物，還有醃漬的海鮮，有酸臭味的食物都不適合在此時吃。吃了會傷脾胃，容易反酸，胃食道逆流。尤其是春天時更容易發病。

原來如此．節儉吃剩飯竟是增加肝臟負擔

有個先生生性節儉，平日會有反胃、反酸症狀，每到春天就特容易犯胃痛，看了很多醫師都沒有用，後來他找到一個擅長時間醫學與運氣學說的醫生。運氣？怎麼像算命？他是身體不舒服呀！其實所謂的看「運氣」的醫生，是指懂得時間醫學，就是透過季節的變化加上六經辯證的方式來診斷治療。

那位醫生問他的平日飲食，他說：「我媽吃剩的給我，我老婆吃剩的、女兒吃剩的也給我」，醫生建議他養條狗，節儉的他竟反問：「什麼？狗剩的我也要吃嗎？」

他的問題出在常吃酸腐的東西，容易造成身體負擔，尤其是肝臟。因為要解除毒素或者細菌的感染。所以醫生告訴他的解決之道，就是別再吃那些剩菜剩飯：「你不是生病了，你是生活習慣有問題！」

第3候 魚陟負冰

第一次看到這句話，覺得奇特，魚為什麼要背著冰呢？其實看過圖之後，才知道誤會大了。

原來「陟」就是往高處跑的意思，負冰不是背負而是離開冰！原本水被冰封住了，裡面的氧氣會變少也會變悶，因為天暖了，冰融了，上層的水，含氧量變高，魚在此會比較活潑，這時跳出水面，其實是愉快的，彷彿可聽到鼓掌聲。

腳抬高走路遠離寒氣

以魚陟負冰的形象來暗喻，此時不只要脫離寒氣，也是脫離病氣的好時機。

那麼，我們該怎麼擺脫病氣呢？可以做個簡單的運動，把腳抬高走路，邊走邊把腳抬高。抬到什麼程度了？能碰到你的肚子為止，如果能一天一萬步的話，就能有很好的養生效果。

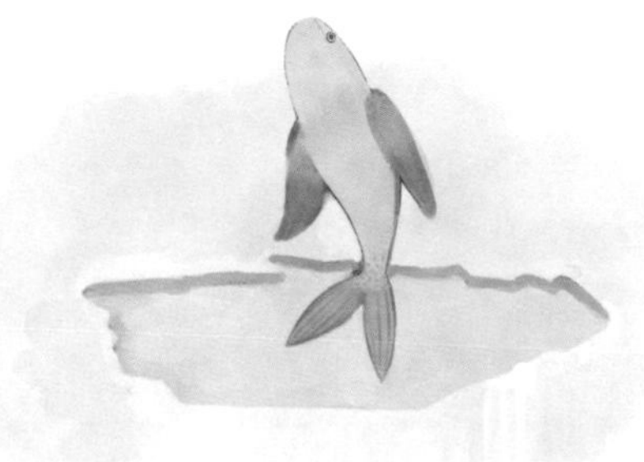

立春，得讓身體稍微動一動，脫離寒氣好能遠離病氣。

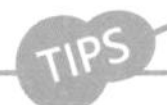

分散時段抬腳

抬腳的動作，不適合短時間內做完。最好平均分散的不同時段，有空就抬抬腳，但一下子做太多，那就會變成勞損，反而有礙。

雨水

二月 18/19/20 日

好雨知時節，調和肝脾祛身體的溼

剛過完年，從鬆散回到現實的忙碌，
心情的落差可以透過跟春雨換氣來調整。
畢竟一旦陰鬱，消化吸收能力變弱，
機能也會跟著慢下來。

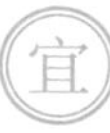
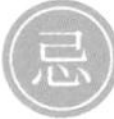

萬物勃發的季節，空氣中有很多花粉或植物的孢子，無論好壞都會勃發起來，有鼻子過敏的人得多加留意，適時捂住口鼻，減緩過敏源。

「東風既解凍，則散為雨」，在立春解凍之後，緊接而來的是雨水節氣。但這時的雨勢並不明顯，而是潤無聲，可以感受到水氣，卻不見得聽到雨聲，雨水的意象也提醒著注意身體的濕氣。

傳統醫學認為春天屬木，與肝臟對應，春天肝氣旺，會一直吸收營養，而脾則是營養的運化者，消耗過多也會較虛弱，所以雨水節氣，要注意護肝，也要養脾祛濕。

正所謂「生氣傷肝，憂鬱傷脾」，如果這時心情跟著不好，影響到腸道不蠕動，消化不良，肝臟就要增加工作量，分泌很多膽汁到消化道，加上情緒也會干擾血管收縮，當血液無法送到末梢而集中在腸道裡，讓蠕動更困難，傷肝也傷脾。

古人有云：「好雨知時節，當春乃發生」春雨到來，開始滋潤草木萌動，隨著氣流流動，無論好壞都會跟著滋長傳散開來，有過敏問題的人，這時候會更加敏感。

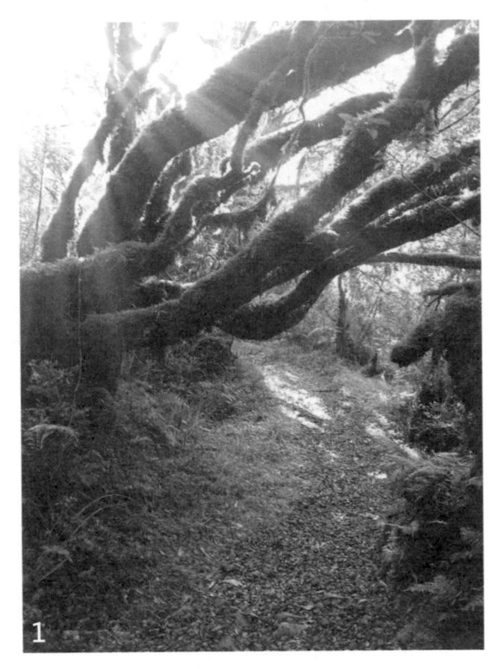

1. 雨水節氣的雨不是那麼明顯，有些濕潤感，滋潤著大地。為什麼過敏的人在換季或每逢春天，症狀會較明顯，無非春雨滋潤萬物同時，無論好壞也跟著滋長傳散開來。

【更多雨水節氣養生可線上聆聽】

節氣觀察室

跟春天過不去的馬賽克小姐，年約 40 歲，從十年前開始，每到春天，經常被醫生判定貧血，偏偏其他季節就不會；正常報到的生理期，一遇春天便作亂，還會便秘，而且背部都會涼涼的，食慾不佳，血壓偏低，膚色偏白，有點白裡透紅，醫生都說她貧血，補充很多鐵劑，也打了補血針，就是沒改善。

到了雨水節氣前後，特別不舒服。每次農曆年前，便會開始胃口不好，緊接著便秘、月事等症狀按一定順序報到。因為她跟先生都是公務員，生活作息規律正常，唯獨不善社交，跟親友互動並不融洽。

回想首次出現這情況，就是在婚後第一次回夫家過年。三姑六婆們一直追問何時要生小孩，令她相當錯愕，心想我才剛結婚，到底在急什麼？當下心情受影響，根本吃不下，也不敢離席，只能勉強自己繼續吃，飯後就一直反胃想吐。

情緒影響肝造血功能

以她的例子而言，季節是關鍵，為何是在春天？馬賽克小姐原本的個性就已經不擅人際互動，而婚後第一次回婆家時遇到的情況，使得心中有抑鬱感。人一旦心情陰鬱，消化能力就會不好，吸收力也差，所有機能都慢下來了。根據傳統醫學，脾胃與血液的量、輸送、分配有關，肝與血液品質有關，造血時需要營養，血量才夠，循環才好。

因為這時肝臟要開始造血，負荷較大，為了護肝，應該要安撫情緒，不要生氣，但她剛好相反！

桂枝湯放鬆身體讓肝脾互不干擾

所以每到春天，她就會出現短暫性貧血的現象，但各種補血的療法都無法改善她的情況。依照其態勢，並不適用補血的方式去調整，而是要如何讓她的肝與脾不會互相干擾。

因此建議她用桂枝湯，因為藥材太過便宜，還懷疑會有效果嗎？半信半疑的，一天喝一帖桂枝湯，3 天之後身體放鬆了，症狀也改善了，後來自己又加碼 12 帖。當她再度前來時，打扮得很漂亮，整個人很有精神，狀態好很多，說話的力氣也足，還會主動聊天。

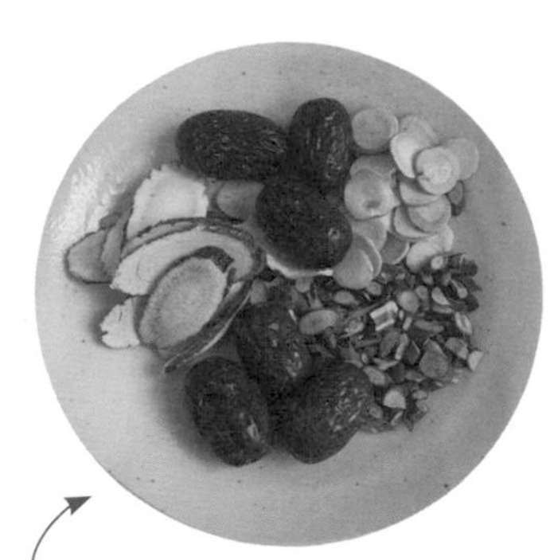

桂枝湯主要藥材為桂枝、芍藥、炙甘草、大棗與生薑等，常用來治感冒或解疲勞，但也能拿來泡澡用。

大黃泡澡緩解便秘

馬賽克小姐先前的很多症狀都逐漸緩和了，唯獨便秘問題還沒解決。那是因為她腸胃功能變好，但尚未恢復到健康狀態，外加雨水時節身體比較有濕氣，連帶喝的水就不多，又聽聞吃中藥時不能吃生冷食物，所

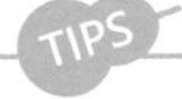

大黃瀉火吃多會拉肚子

大黃有較強瀉下作用，是治便秘的常用藥材，以氣味來刺激就有效，別用喝的，否則會拉肚子喔。將藥材煮水之後，用來泡澡比較適合！

以她連蔬果都不敢吃，於是建議她到中藥房買些大黃，用水煮過後來泡澡，便秘問題便迎刃而解。

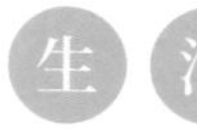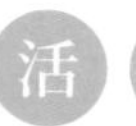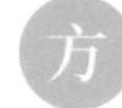

摀口鼻祛濕氣提升代謝

雨水時節肝與脾是最興奮的狀態，相對也影響到鼻子過敏問題，所以適合調節兩者的狀態，而雨水與大部分節氣三候運用飲食養生法不同，這階段可運用簡單動作來達養生效果。此時養生之道為「春摀口鼻」，就是要戴口罩。

口鼻摀住就不會一直靠呼吸道來蒸散水氣，為了代謝多餘的水分，就會透過毛細孔蒸散或淋巴來代謝，濕也代表功能的停滯，不單是水分的問題。口鼻悶久了，身體就會有點微微發汗，這代表末梢循環比較好了。所以在雨水節氣戴口罩就能有助提升新陳代謝。

鼻翼迎香穴按摩緩和過敏

「摀」的字義，就是用手將口鼻蓋起來，這時大姆指會壓在臉部的鼻翼附近，就是迎香穴的位置。所以此時也可用溫開水或冷開水擦拭，從鼻翼兩旁到眼睛周圍的位置擦一擦，當下就能緩解鼻子過敏的情況。

節氣 好生活

雨水三候・簡單舒展讓體態變更好

調達肝氣，鞏固脾胃，最後讓心火純淨，身心就能達到一種完美平衡，讓自己像是逐漸萌動茁壯的植物，既優雅又健康。

第1候 獺祭魚

立春的第三候，就是魚從融冰的河面跳出來的意象，接力的雨水第一候，就有捕魚者登場，好像連環漫畫。魚為何要跳出水面，就是因為水下有擾動者！

到了雨水時節，水獺在水底開始抓魚，牠抓到魚之後先咬兩口，再擺著排一排，很像在祭祀。暗喻著這時萬物復甦，資源開始累積，可以將我們所擁有的展現出來，此時節最適合展現自我的優點。那要展現什麼呢？就是人體保持最平衡的狀態。

單腳站立踢球舒發肝氣

先單腳站立，想像自己要踢顆球，緩慢地踢出，效法仙鶴的優雅動作，這個動作可讓身體呈現平衡的狀態，左右各做個十五次就可以。先前冬天，我們經常會縮著身體，做該動作可讓腰背展開，肝氣也能舒發，體態也會變好。

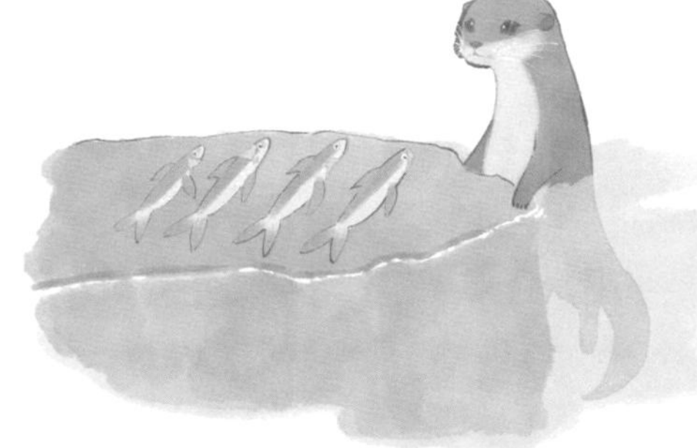

水獺抓魚排列戰勝品，
暗喻著萬物復甦，展現累積的能量資源。

第2候 鴻雁來

雨水也是鴻雁的歸期。大雁飛行時也要注意彼此的位置，所以會左顧右盼，這個圖示法也提醒，雨水時節還是忽冷忽熱，很多人會出現脖子僵硬、口乾舌燥情況，不妨做一簡單動作來放鬆脖子。

跟著大雁動作自我修護放鬆頸椎

首先檢查自己的脖子。坐正之後，在肩膀不動的情況下，朝向左或右轉動，感受一下哪邊比較緊，通常很容易分辨出來，若你說兩邊沒什麼差別，那就是兩邊都緊。

再來開始做動作，例如往右轉較不舒服，便停在覺得緊的位置，然後吸氣，慢慢吐氣邊轉向舒服的另一邊（左邊）。大雁也會做類似動作，只是牠的動作更加細微，所以牠們在長途飛行過程中，脖子常會轉動，就是在放鬆，只要做完這個動作，脖子立刻就有鬆開感。（註：如果要達到更深層的頸椎放鬆，可參考《頸椎回正神奇自癒操》一書）

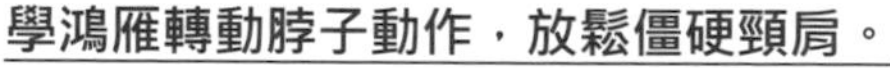

學鴻雁轉動脖子動作，放鬆僵硬頸肩。

原來如此，京都人「床之間」花藝與鴻雁回歸很像

京都人的和室裡有所謂的「床之間」，是屋子內最神聖的所在，要保持乾淨明亮，除了有祖先牌位或神明的掛畫在此，通常也會有插花，像是富含禪意的池坊流，多放在此。這裡的花藝線條，會與鴻雁回歸或收斂的意象相近。

第3候 草木萌動

「春雨潤物細無聲」，此時的春雨比較像水氣、露水，不一定有下雨的聲音。這種雨容易讓身體比較濕覺得重，情緒也會受到壓抑，心情無法抒發。明明外在都已經春暖花開生氣盎然，有人卻孤單寂寞冷，要如何幫助自己？既然春雨來了，那就借助大自然的力量來改善吧！

按摩手臂內側排濕降心火

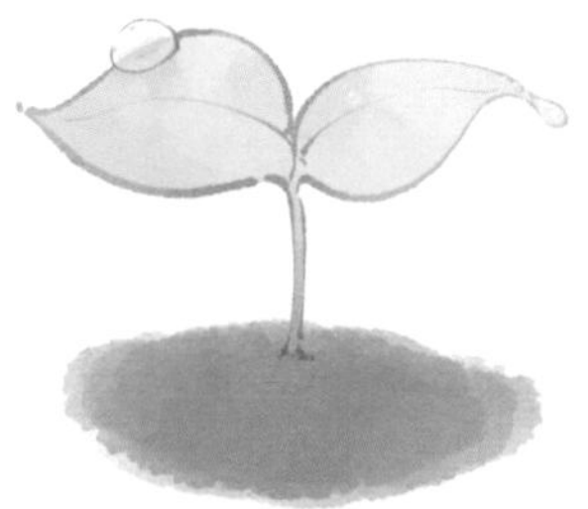

和春雨水氣做交換！排出身體濕氣，換新鮮的進來。

心情不好，想得太多，古人認為這是心火旺的現象，所以最簡單的方式就是降心火！

我們的手腕到手肘的內側，有一條心經的經絡通道，在雨水節氣時可在清晨到中午前，按摩我們手臂的內側，讓這部位暖和，毛細孔會打開，記得要對著外面空氣流通的地方，讓身體的濕氣換出去，讓春天新鮮的細潤水氣滲入體內做交換。

循環替換體內悶濁水氣

身體的寒氣被悶了一整個冬天，會變濁，所以我們將之換氣，也會讓身心變得輕盈，心火降下來了，情緒舒暢，也將抑鬱發散出來。

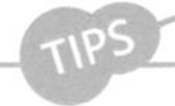

多仰頭緩和情緒

要讓抑鬱感散發出來，除了可讓乾淨的水氣進入身體，讓心裡的想法變得純淨，滋潤情志。另外遇到突如其來的情緒低落，也可做出仰頭的動作，大約 10 秒左右，有助緩和情緒。

驚蟄

三月 5/6/7 日

春日繁花開，溫柔喚醒身體機能

春雷初動，喚醒冬眠蟄伏的昆蟲，
草木也開始舒展起來。
「驚」其實不是指驚嚇，
而是「願所有的美好與春天一起到來」。

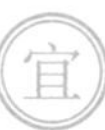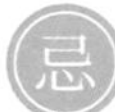

腎氣到了春天本會減弱，再受到驚嚇，大量分泌腎上腺素，腎氣消耗更加重，會更緊張，這很不符合養生需求。驚蟄也是春意盎然的繁殖期，但也要注意性生活不要過度！

驚蟄到來，天氣回暖，大地敲響第一道春雷，象徵花草樹木逐漸生長，冬眠中的昆蟲動物也甦醒了。

因為春雷是比較低沈的震動，渾厚有底蘊，不像夏季颱風天雷雨交加那麼暴烈，這樣的低鳴不會讓我們受到過大的刺激。當蟄蟲醒來時，會左右搖擺，伸個懶腰，再慢慢地爬出到地面來，醒來的過程是溫和，緩慢的。

以此回推我們身體在驚蟄節氣的反應，本來腎氣經過冬天，會有所消耗，到了春天，肝氣會上來。肝屬木，腎屬水，好比樹要長大，就要吸收水分，所以春天時，腎氣更是相形減弱不少，也就是說這時候肝氣特旺，連帶讓腎氣容易被擾動。

此節氣的養生之道就是少說話。說話說很多會消耗腎氣，尤其以說話為職業者， 因為要思考要組織所說的內容，血液會集中到腦部，肝臟要收縮將血液送出，代謝速度也要變快，腎上腺素也開始活動，所以對肝和腎負擔就大。有失眠困擾、心情鬱結，氣血不順者，亦可趁著驚蟄期間，透過曬太陽，搭配適宜時間與身體部位，補氣血、除寒氣，助好眠，解憂鬱。

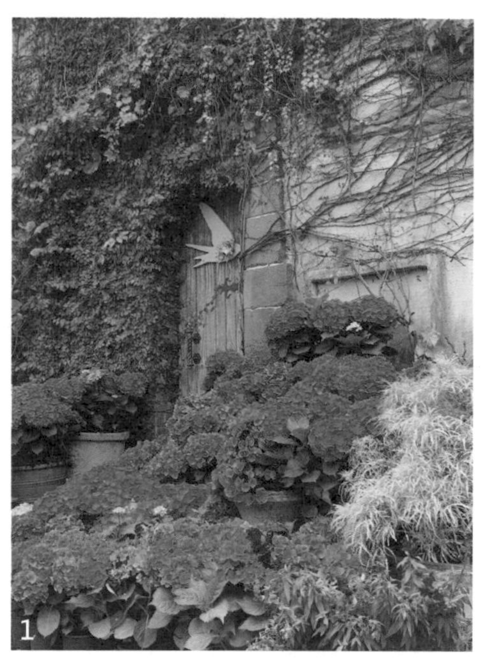

1. 驚蟄時節，正值繁花盛開，花草樹木正恣意生長。

【更多驚蟄節氣養生可線上聆聽】

節氣觀察室

蘇州某台商有三個兒子，年紀都不到 30 歲，三兄弟從海南旅遊回來後，竟然都昏昏欲睡，腰痠背痛，還有輕微的發燒。去看了幾位醫生，都說沒病，還有醫生用巴豆讓他們洩下，拉完肚子反而更虛弱。

董博受到他們的父親請託去看看，看到三人沒力氣地躺在床上，還靜悄悄，聽不到打呼聲，也沒有什麼聲息，連翻身也很輕柔，摸了他們以後，發現都有點微微出汗，講話虛弱。他轉身詢問其父，兒子們是否經常去風月場所？說兒子們平常不會去，但最近一次在過年的長假，到海南出遊十幾天，花了不少錢！

腎氣消耗大導致身體防護機制被啟動

其實他們的身體並沒有感染，但是從脈象來判斷，以年輕的男子來說，他們是在過年時去南方，過了立春，白天回暖但晚上又冷，而且此時肝氣開始旺盛，會用到腎氣的水，這時期身體的內分泌、血液、營養都呈現負擔大，又度過了十幾天的極樂之旅，對身體的消耗太過劇烈，大量消耗內分泌，身體為了自我保護，所以會將身體功能降到最低，就是要多休息。

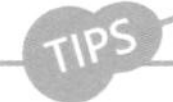

葛根湯喚醒身體機能

葛根湯常用於解除肩頸疼痛或輕微風寒的狀況，因為三兄弟是消耗過多，而不是本身不足，所以本案例則是用葛根湯來喚醒身體機能而不是補腎氣。

後來讓他們服用「葛根湯」，先喚醒身體的機能，提供基本的營養與陽氣。第一天過後，三人醒過來了，有精神可以聊天，董博要求其父要痛罵三子，告誡他們，不要這樣花天酒地過度！到了第二天他們的痠痛、沈重感漸消失了，到第三天有好轉跡象了。

喚醒記憶拉升腎氣

難道被罵也是一種治療法？兄弟三人被父親痛罵而害怕，腎上腺素就會亢進，瞬間腎氣就會上升，這三兄弟的情況就是腎氣過於虛弱近乎休眠，因為那十幾天的極樂之旅消耗過度，雖然用了葛根湯，在生理上的健康恢復了，但身體的記憶還是以為自己是虛的，所以身體的細胞記憶也要協助解除。在此重申，驚蟄時節千萬要注意性生活別過度呀。

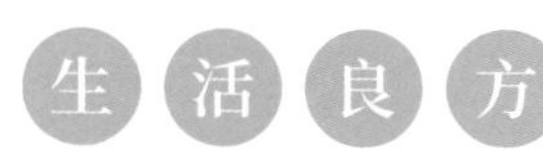

少說話做握固動作，收斂腎氣穩定情緒

想減少腎氣被消耗，除了少說話，還可以做握固動作。大人的握拳是大拇指在外，四指在內，稱為「固握」，會讓交感神經興奮。嬰兒握拳是用四指包覆著拇指，則稱為「握固」，會讓副交感神經興奮，嬰兒就像嫩芽，腎氣比較低下，所以要用這樣的動作，讓代謝、血液循環，腎上腺素分泌慢下來，可收斂腎氣，穩定情緒。緊張時可練習握固，會比較放鬆。

節氣 好生活

驚蟄三候・日光浴做伸展補陽氣

花朵的伸展、鳥兒的雀躍感，還有猛禽意象，都在提醒補充陽氣。有時曬曬太陽，做做伸展，一掃陰霾。

第 *1* 候 桃始華

桃花苞要打開了，有著伸展意涵；花蕊開始有點抖動，花瓣慢慢伸展。陽氣開始充滿上層，不似處於上暖下寒的雨水，暖氣已經到了腳底，人心或是土裡的蟲都一樣，開始活絡起來。所以我們得明顯的動。

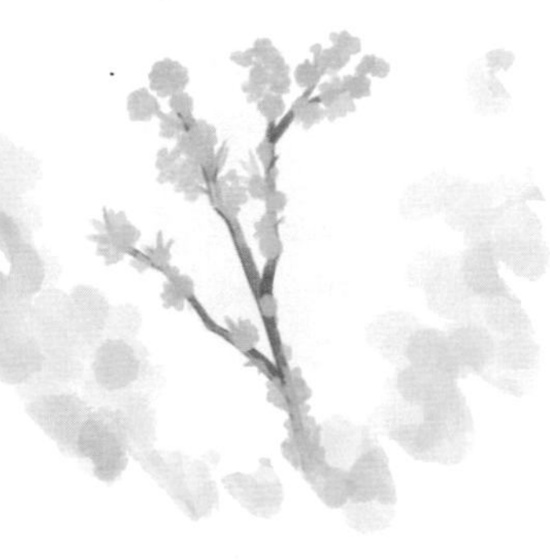

桃花會與浪漫愛情或是繁殖的意象相關，但要有度，有所節制！

驚蟄醒來的蟲透過左右蠕動，來讓陽氣活絡，我們則透過伸展膽經來讓身體甦醒。在人體側面的膽經是很敏感的，是感應危險或是外在環境變化的感覺區域，就像魚的經絡雖然沒有人類多，但牠的側面也有膽經，魚的感覺最主要就是靠兩邊側線，概念類似汽車盲點感測器。

站立伸展擺動解壓

久坐或是周遭環境噪音或垃圾訊息，包含老婆或主管的碎念在內，都會給膽經造成壓力，讓人脖子僵硬，頭昏腦脹。要將這些負擔卸除，不妨以站立的姿勢，雙手慢慢舉高到個人的最極致（有五十肩的人，可能會舉不起來，量力而為就好）雙手合掌後，再讓身體往右或往左，開始擺動身體，大約 5、6 次，做完會有放鬆感，身輕氣爽。

第2候 倉庚鳴

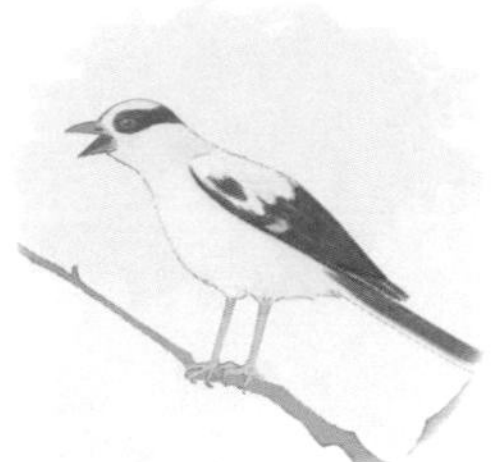

黃鸝鳥雀躍跳動象徵身體要動起來。

黃鸝鳥開始鳴叫，浪漫愛情場景來到春天，黃鸝鳥在桃花樹叢中上上下下，也會不斷地覓食。這圖像也暗喻著脾胃也要開始活化甦醒有食慾！

雀躍感是這階段的重點，要舒展的是背面的膀胱經。站立或坐著都可以，然後單腳舉起抱著大腿，往腹部的地方貼近擠壓，左右各一次就好。這動作可以刺激脾胃循環與代謝，也能讓膀胱經所在的背部獲得伸展。別忘了冬天時活動力較低，身體瑟縮僵硬，得適時讓身體漸進慢慢伸展。

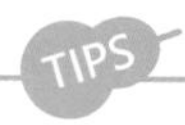

腳併攏抱肚壓

可能有一半的人做不到，也可簡單化，就是像蹲在椅子上的感覺，兩隻腳併攏抱著往肚子壓。再不行， 也可躺在床上做。

第3候 鷹化鳩

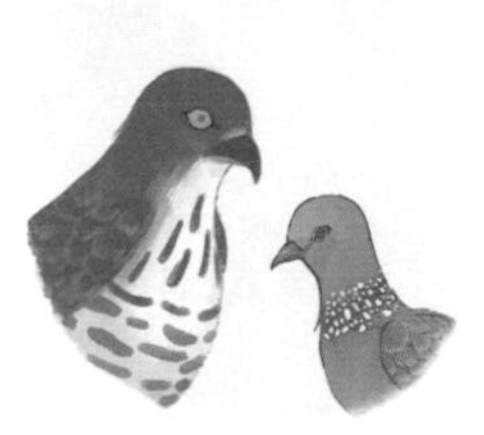

鳥類追尋日照，對照我們養生法就是多曬太陽。

古人用比喻法來代表季節交換，老鷹在冬天來南方，春來時應飛回北方，反而是斑鳩回來南方了。鳥類在追尋的就是日照，所以這階段養生就是曬太陽，但要有特定的時間與姿勢。早上要照頭頂，頭頂有百會，可補陽氣。正午時要曬背部，照顧膀胱經，可增強氣血循環，可以趴著更好。下午寒氣、濕氣會開始變重，要改曬腳底，把腳丫亮出來，讓陽光照射，活絡湧泉穴，能將濕氣寒氣祛除。失眠者可曬手掌心，在陽光比較大，曬到手心發熱，晚上就比較好睡。

春分

三月 20/21/22 日

尋春色養生，外出走走調和身心

從立春到驚蟄，尚在剛甦醒狀態，春分像是醒來了，梳洗過後準備吃早餐的階段。督促著我們「遠離是非，尋找瀟灑」，別與健康鬧脾氣添堵。

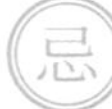

春分節氣到來，氣候反覆溫差大，最是需注意養生的時刻！正所謂「春分不養生，來年把病生」此時若能做到「三防」，食「三菜」，用「 三水 」，對健康大有助益。

春分，已經是春天的一半了。古人稱此時節為「日中」，這時太陽直射赤道以南，以北半球來說，春分這一天是日夜均分，也是波斯的新年，像是亞塞拜然、印度、伊朗、吉爾吉斯、巴基斯坦、土耳其、烏茲別克、阿富汗，伊朗這些國家等，都將之視為一年的新起點，以十二星座來說，此時也是象徵新生的牡羊座週期。

春分與身體的對應正是陰陽寒熱均衡的時刻，與外在的環境相應，人體在此時處最良好狀態，正因為有對比，一有不舒服症狀，反而會更加明顯。

套句古人俗諺「春分不養生，來年把病生」，道盡春分正是養生關鍵期。大腸與肺也得趁機保養，畢竟先前冬天到初春時，因為天寒較少走動，到了春暖花開出去走春，是會消耗體力，肺也會開始比較活躍，水分消耗多，便秘機率跟著增加，正因為肺與大腸互為表裡，不得不留意。

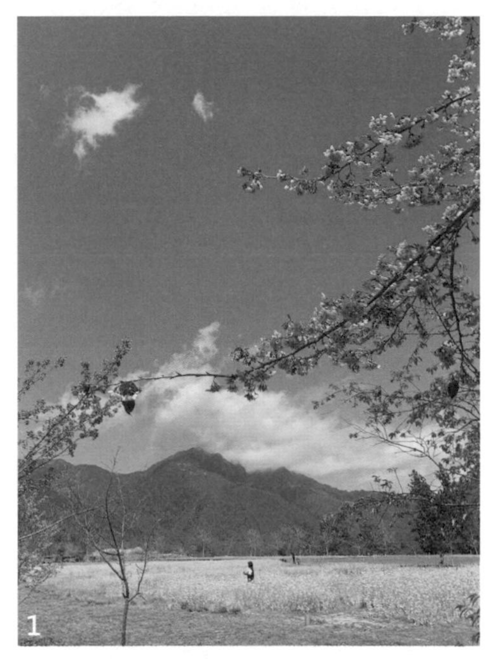

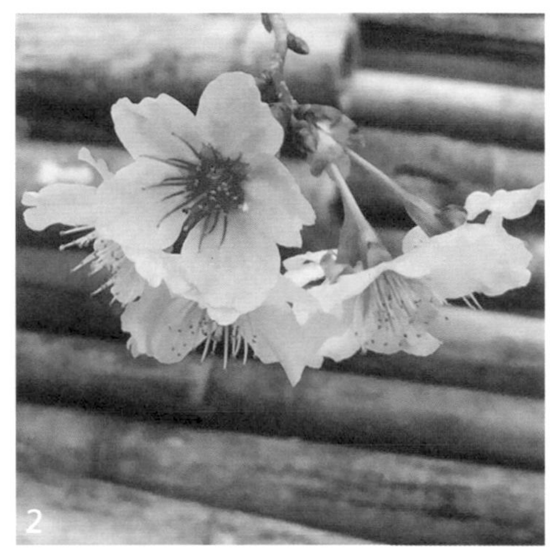

1. 春暖花開，引人想外出走走踏春，春分時刻，要幫身體「上個油」。2. 花草的甦醒，綻放美麗姿態，也在告訴我們告別冬天慵懶不想動的心情，是時候讓身子動起來調養好體質。

節氣觀察室

常聽人說身體會添堵，添堵打哪來？吃太多的稱為「堵」，前一天吃太多消化不良，隔天又吃早餐會覺得反酸，吃太多身體不需要的就會添堵。這些堵在身體裡的物質界容易造成疾病，像是嚴重便秘，心血管問題就會出現，三高者到這時節容易惡化，因為天地協調，你卻不協調，對照之下會特別明顯，此時慢性病或代謝疾病者會變嚴重。

肺與大腸不平衡會讓身體添堵

春雨下過後，空氣鮮甜，就會多吸幾口氣，就像剛起床想活動一下，此時呼吸會比較活躍，肺的水氣揮發的比較多，當身體水分蒸散太多，大腸便得吸收更多水分來補充，會將腸道中食物的水分重新吸收進來。

口渴時喝水，胃會將水分快速吸收，但多餘或目前用不到的水分，就會隨著食物進入大腸。而當肺的呼吸比較興奮，水分蒸散跟著增多，所以大腸就會比較忙，要吸收更多的水分給肺運作，這樣就容易便秘，若是肺功能低下，大腸不用吸收水分來供應給肺，可能會出現拉肚子。

心情穩定可以解決便祕

要解決腸道問題，首先要讓心情穩定。

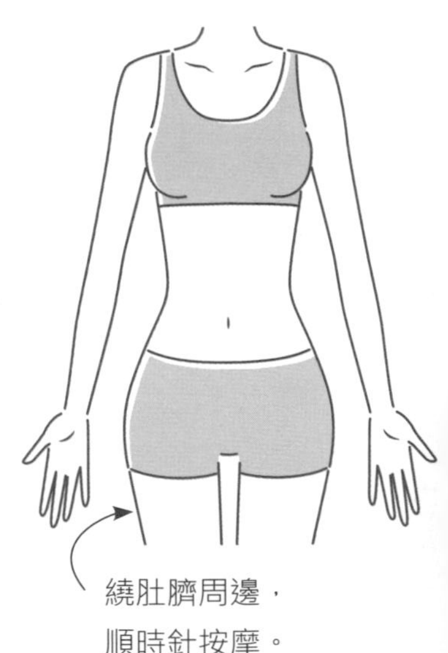

繞肚臍周邊，
順時針按摩。

手搓麻油按揉肚消脂消脹氣

若是小朋友肚子脹氣不適，可用手搓點麻油再去按揉，大人用麻油按揉可消脂，就算是剛吃完也可以按揉，因為剛進食，食物還在胃部，這時按揉腸道沒關係，先將下游通一通也很好。

現代人因為生活較緊張，所以呼吸也比較短促，緊張的人說話時語速快，聲音高亢，做事也毛躁，從呼吸運動評估來看，現代人心肺功能普遍低下，而身心協調不良是重要的因素。

所以在春分時要避免便秘的方式，就是要出去看看自然美景，不要老是窩在室內盯著手機，看股票行情。一旦心情平靜，呼吸順暢，腸道的水分調節自然穩定，水分便不會過度流失。而且散完步回家後，躺在床上輕輕按揉肚子，以肚臍為中心，順時鐘的方向，揉個 5 至 7 圈就可以，睡前揉腹可平衡陰陽，就是平衡大腸與肺的機能。

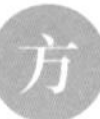

缺氧引起恐慌胸悶心煩，拍打平衡寒熱

雖然春分時節很適合出外走走，但也有人說出門稍走動就會胸悶，平日睡覺時若是有心煩、多夢，睡不好或是睡到一半會流汗，心慌、做惡夢、胸悶，甚至沒有安全感，這跟室內的二氧化碳濃度過高有關。

當我們缺氧時，身體會感到恐慌，所以會有心煩、胸悶、流汗、做惡夢等情況，此時想改善緩解，要做的就是平衡寒熱。

無痛式輕拍活化組織

依傳統醫學，「寒」是指功能低下，「熱」是指功能亢進，平衡寒熱就是自律神經的調節。要調節寒熱，讓呼吸更順暢，可用拍打的方式但要拍對位置，拍在手肘彎曲內側的肘窩處。

請注意輕拍就可以，就是拍的過程不會痛的程度，有痛的感覺就是身體產生了前列腺素，表示某動作的加壓已對血管或細胞造成了傷害，我們的拍打是要活化而不是傷害組織。

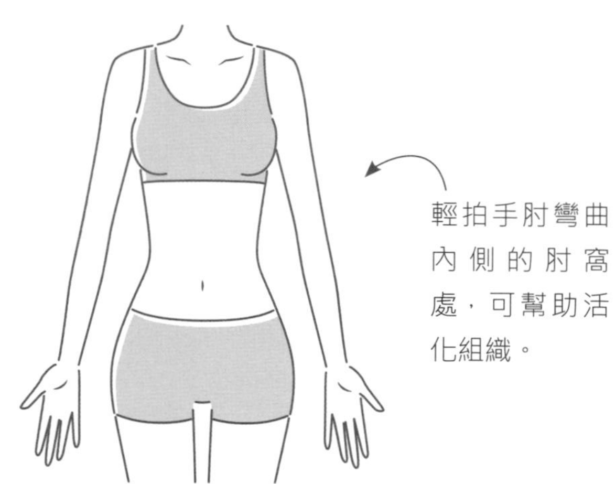

輕拍手肘彎曲內側的肘窩處，可幫助活化組織。

TIPS

拍到略微變紅即可換邊

輕拍肘窩處 5 至 10 分鐘 ，讓皮膚略略變紅，血管有些擴張即可，自己可先拍單邊，可感受兩邊鼻孔呼吸的順暢度不同，之後再完成另一邊的拍打。

節氣好生活

春分三候・三防三菜三水少添堵

春分的氣溫變化仍大，早上出暖陽，傍晚溫度直直降，身體敏感調節力得跟上。

第1候 玄鳥至

玄是黑色，玄鳥就是燕子，這時節燕子回來築巢了，整體的景象就是春暖花開綠草如茵，陽光明媚，牠那黑色的身影特別顯眼，這樣的畫面也代表冷熱交會，暗喻此時要注意防寒。

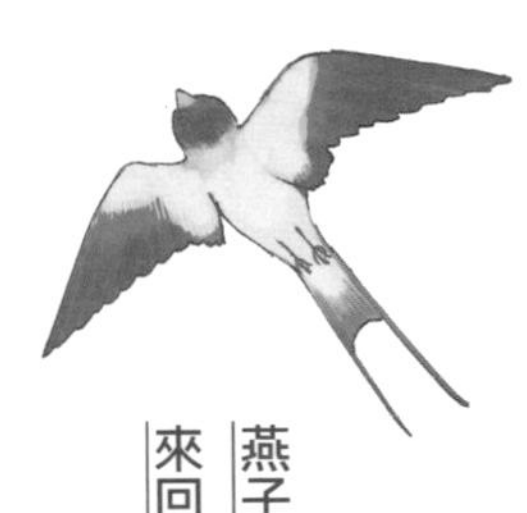

燕子在春分特別忙碌，來回飛走築巢，象徵冷熱交會。

從立春解凍，寒氣還很明顯，到了春分冷熱的波動變大容易著涼，這時的衣著得採洋蔥式穿法，以隨時對應氣候的變化。

防寒、吃菠菜、喝溫開水

另外大自然界的草也長出了，就像身體經過冬天的收斂，到了春天可以調和了。此時要開始排毒，可像大力水手一樣經常吃菠菜，透過吃菠菜讓身體的微量礦物質的代謝變好。還有這時容易便秘，因為水分蒸散大，要多喝溫開水。

吃菠菜讓身體微量礦物質代謝變好。

TIPS

檸檬切片或香草植物讓開水好入喉

若要補充水分，白開水最好，也可加點檸檬切片或是薄荷葉來增添風味。

第2候 雷乃發聲

前一個節氣驚蟄雖有雷動，但那時還是悶悶的聲音，到了春分就能聽見清楚的雷聲，也能看到閃光，不過還不至於看到閃電的線條。因為風大，雲跑得也快，比較不厚重，這張圖像凸顯的是「風」的重要性。

春分時期吹來的風忽冷忽熱，感受到暖意時毛細孔張開，下道風卻帶著寒意，毛孔來不及反應，就容易著涼，所以得防著風，洋蔥式穿法可方便調節。

防風、吃嫩芽、用眼鼻水

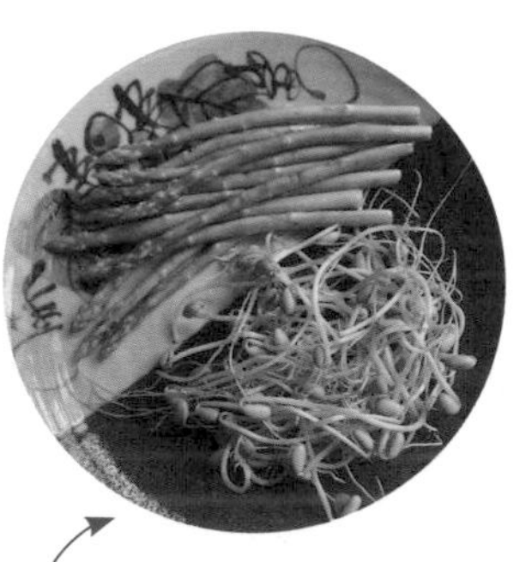

有時清炒蘆筍或用豆芽煮個湯，吃點嫩芽類食物，有益健康。

還可多吃些嫩芽類的食物，像是豆芽、蒜苗、香椿、過貓等，因為嫩芽有豐富的生長激素，可讓身體的敏感度增加，讓毛細孔的反應也會更靈敏，對冷熱的反應也更即時，比較不受到風寒。

另外，可用「眼鼻水」，將煮過的開水放涼後，拿來洗眼鼻，要沖洗整個眼睛，將鼻淚管中的眼屎或其他堆積的物質沖掉就能改善，因為過敏原會通過鼻淚管進入鼻子，也可用冰塊放入熱開水快速降溫再來洗。

春分的風忽冷忽熱，
我們對冷熱的反應得跟上自然界節奏。

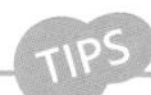

小朋友洗眼鼻水可緩解過敏

冷熱交替的風會讓黏膜一下子乾燥，一下子擴張，容易發生過敏現象，很多小朋友春天容易過敏可用眼鼻水來沖洗，緩和不適。

第3候 始電

風將雲吹散，空氣中雜質較少，空氣中比較乾燥，能清楚看見閃電，這時風不是重點，電才是主角！這景象暗喻著火氣大肝火比較旺盛，所以這時要防火氣。

因為火氣來自外界，所以這時外出走春，看看大自然，有助將火氣釋放。古人會去採野生花葉回來，放在家中比較素雅的地方，摸摸植物可自然接觸到葉綠素、楺質、維生素等，因為植物較多都是寒涼之物，也可卸掉一些火氣。

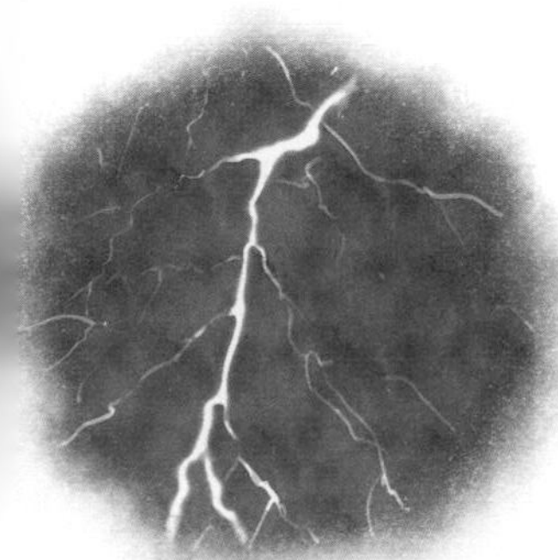

空中的閃電象徵火氣大肝火旺，得來卸火。

泡腳後擦乾走動傳導火氣

電器也會造成火氣，現代人的生活很難不用電器，也讓我們隨時身處多火氣的環境，這時可運用泡腳水。

因為火氣大會上頭，所以用熱水泡腳可讓火氣引導到腳底，重要的是接下來的動作，腳擦乾後，要在地板走走，將火氣傳導出去，就像電器用品接地線的原理，可將多餘的電流傳導出去才不會觸電。

穿金戴銀引導卸火

有的人身體火氣比較嚴重時，也會反應在關節發炎或疼痛，這時可透過穿金戴銀的方式來緩解。家中貴重金銀首飾可拿出來戴，但份量要足才有效，還有玉鐲子也可以卸除火氣。

其次用銅線吸附火氣

若沒那麼多貴重飾品，以傳導性來說，金銀之後就是銅，所以也可改戴銅手環。有個簡便的方法，到五金行買電纜線去皮，將銅線取出或文具店有賣銅線，做成手環戴在手上，但若銅線變色了，就要換掉，畢竟銅氧化後傳導效果不佳，也有重金屬污染問題。

所以建議至少用純銀的材質，不論是戒指或是手環都行，還能祛除身體的濕氣。

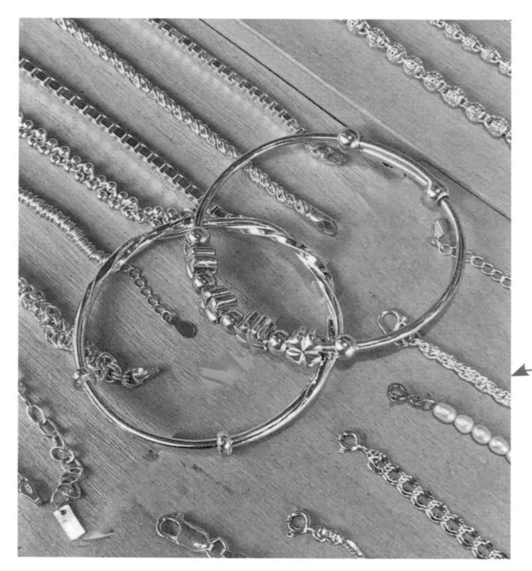

戴金屬飾品可幫助卸除周邊火氣。

TIPS

龍銀或純銀飾品加熱熱敷

亦可用銀塊或龍銀放水中煮滾後，再用布包著去熱敷身體發炎或濕氣重容易痠痛處。龍銀就是東亞地區鑄有龍圖案的銀元俗稱，台灣的玉市或古玩店可找到，但我們要找的只要是純銀材質就可以，而不是要多貴重。因此銀製戒指或手環也可以替代。

原來如此 · 竹筍是寒涼食材有助卸火

除了踏青、泡腳卸火，還可透過飲食來調整火氣，春筍筍尖有點苦苦的，屬寒涼之物，是不錯選擇，另外它的膳食纖維質豐富，對吸附火氣順便排掉有幫助。

竹筍料理很夏天，不論煮排骨、海鮮粥或是涼筍，既消暑，又有豐富膳食纖維帶來飽足感，但竹筍要懂得挑選，以台灣夏季盛產的綠竹筍來說，比起直筒狀的筍，形如牛角彎曲的筍代表品質好，口感細緻清甜。

這時不管你怎麼煮都好吃，因為竹筍離母株越遠就能靠自己獲得更多養分。還要挑選底部較大的，代表筍肉的含量比較高，才不會一剝開，殼比肉多。

另外竹筍是屬於芽類，會持續生長，如果不是當天要食用，可先煮熟再冷藏保存，就能避免竹筍持續老化而口感不佳的現象。

筍子食用前一定要煮熟，才不會有所謂刮胃或是過敏的現象，若怕太涼性，在煮竹筍時可加一點薑絲平衡。

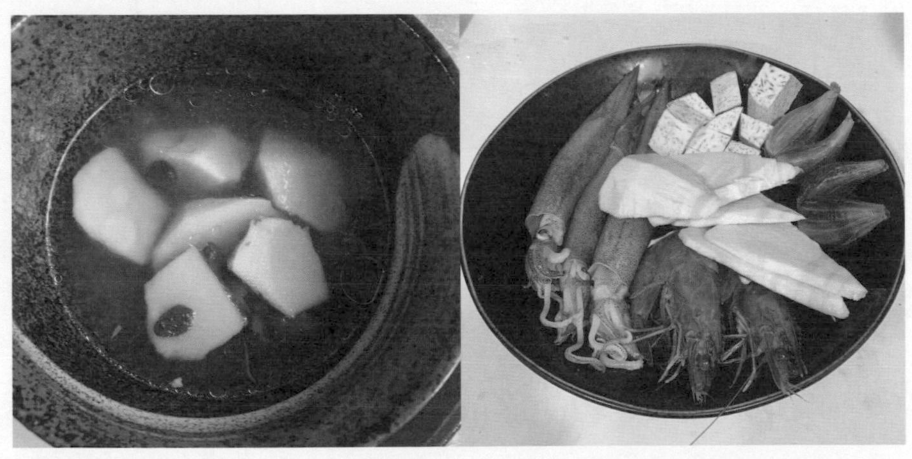

竹筍是寒性食材可幫助卸火，豐富膳食纖維其實有助消化。可以加枸杞煮湯（左），也能搭配海鮮來料理（右）。

清明

四月 4/5/6 日

熱氣生清，挖掘潛藏身體的秘密

清明這時氣候穩定，沒有寒氣了，
陽氣正式出場，往夏天前進。
以這天為界，自此開始清明，
身心得多加安頓，作息順應陰陽調和。

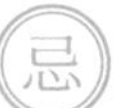

冬天有些病瘟會殘留在體內，在清明時以洋車前子粉，加上椰子細粉、黑糖，混入艾草泥，用熱水沖泡攪拌成糊狀，再做成小丸子蒸熟食用，用艾草將不好的物質排出代謝。

此時節正是「 上清下明」、「天清地明」的狀態，氣候舒適，視覺上清楚，心境也比較通透。

所謂的「寒氣生濁」是指冬天時濕冷昏昏暗暗，看東西不是很清晰。而「熱氣生清」則是環境變得清新明朗。

到了清明時節，寒氣已去除，熱氣剛來，但還不強，所以是天地平衡的狀態。此時長出來的嫩芽或花苞，能量也比較純淨。

雖然有二十四節氣，但有些節氣是關鍵點，清明就是其中之一。這時要挖掘潛藏在身體的秘密，多觀察自己的健康情況。

先前的冬天若有受到寒氣，就像不乾淨的東西就會浮出來，若身體有隱疾，這時容易浮現，有很多難以啟齒的病也會顯露。

有感覺統合失調或是情緒易波動者要注意。清明應該是陰平陽宓，陰陽調和之時，所以正是調整情緒的好時機！

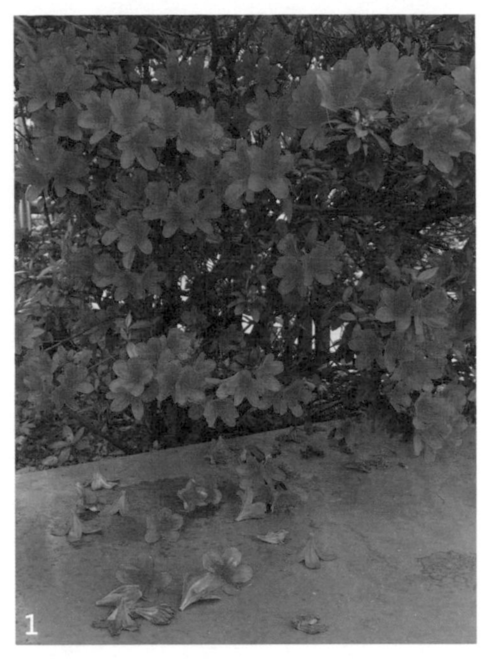

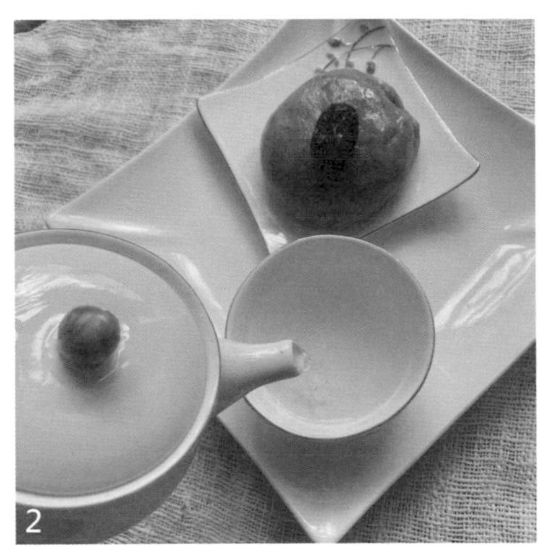

1. 清明調和陰陽，也要調整我們的好情緒。2. 清明很適合來點草仔粿當茶點，清熱解毒，但可別吃多了，女孩子對體重還是會在意的。

節氣觀察室

有位近 60 歲女性，在她更年期之後，關節、膝蓋與後腳跟開始出現皮疹，一顆一顆紅紅的，會脫皮，有點粗粗的，看起來不太舒服。尤其是從春天接近夏天這段時間，症狀會更嚴重，但除此之外，沒有其他的病症。她所看過的醫生，從更年期障礙或內分泌失調方向去治療，卻未獲得顯著效果。

她記得第一次發病就在清明節，而且是在掃墓後，過幾天就開始出現皮疹！不免令她往鬼神角度思考，是否掃墓時衝撞了什麼？或是因為沒有跪拜對祖先不夠虔誠而被逞罰？因為之後好幾年的求診過程，吃過很多藥，可皮疹的問題一直纏著她。

因為她的臉看起來黑黑的，身體膚色卻正常，而且嘴唇上有乾裂的痕跡，代表她的下腹有鬱血所以董博問她是否有做過人工流產？因為人工流產，容易在子宮造成刮痕，而出現問題。她幽幽地回答：「以前有拿過三個小孩」。

病氣積久了會一次迸發病徵

傳統醫學角度，這位女性是「晚發病」，又稱「伏氣病」。晚發病是指累積較長的時間後才發作，例如冬天時身體某部位受寒，有循環不良的情況，造成血液淤積或是感染，但因為天冷循環慢，一時不易擴散出去，到了春暖時節才發病，稱為「春溫」。驚蟄節氣時，因爲有風有雨，身體循環變快，此時稱「風溫」。到了清明，氣候穩定沒有寒氣，風也穩定了，早期的感染至此爆發，甚至好幾年後才會發病。

溫經湯泡澡代謝發炎物質

針對她的狀況，發炎物質或造成血鬱的物質到處跑，經過分解與擴散，若跑到末梢血管這些循環較差的地方造成阻塞，當初的人工流產可能沒有完全清除乾淨內膜，才會導致如此情況。所以得想辦法讓發炎物質發出來。

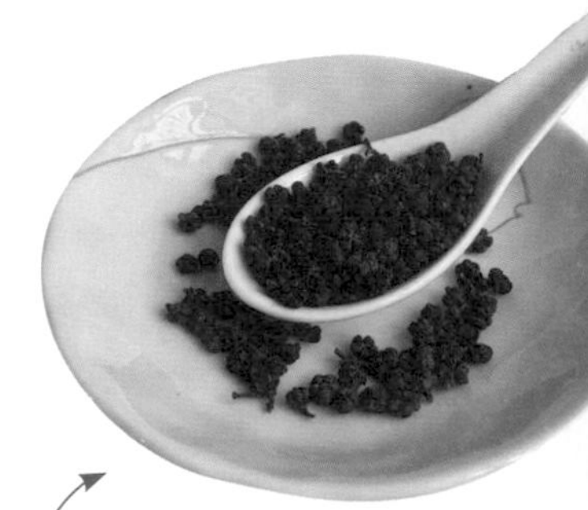

吳茱萸，溫經湯的主藥材。

這時需要破血行瘀的作用，以傳統醫學來論，可以考慮四物湯或溫經湯。但以她的情況適合溫經湯來解決，不過不是用喝的，而是要用來泡澡！因為以吃藥的方式，進入到身體經過腸胃吸收，經過肝臟的解毒，透過血液循環，到達末梢所剩無幾，泡澡的方式比較能讓藥效發揮。

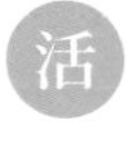

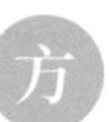

生活良方

健康人溫經湯泡澡當保養

在中藥配方常出現某某「湯」，古時候所謂的「湯」，不是用喝的而是用泡。上述案例用到的溫經湯，主藥材為吳茱萸、當歸、川芎、白芍、人參、桂枝、阿膠、牡丹皮、生薑、甘草、半夏、麥門冬。泡了三個多月後，她的症狀不見了，因為先前累積了好幾年，身體需要慢慢代謝。至今已七、八年，她還是持續在用此方泡澡，當作美容保養，因為皮膚會變好，健康的人也可以泡。

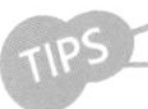

四物湯也有破血行瘀功效

若論破血行瘀的功能，溫經湯的作用在末梢血管，四物湯則在大的動脈或靜脈。

好生活 節氣

清明三候·不做六件事可養生

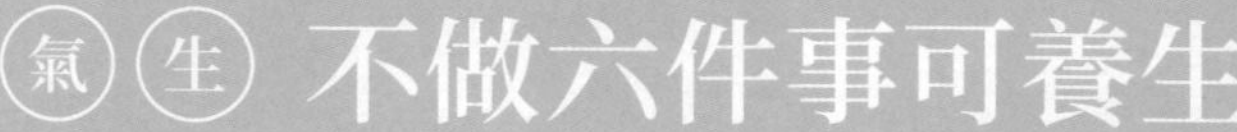

彩虹成為三候徵兆之一，七彩代表美好事物，不靜、不濕、不凍、不酸、不怒、不妄，讓心緒有抒發出口，安定心神。

第1候 桐始華

桐花盛開了。花草樹木也有陰陽之分，不過這裡的桐是白桐花並非油桐，油桐聚焦在落葉後枝幹樹形的美感而不是花本身，白桐花有清新香氣，可讓萬物復甦，它是土裡的陽氣結合而出的純陽之花，桐花要雄與雌結合，吸收大地陽氣綻放花朵，極富生命力，也代表繁衍的意象。

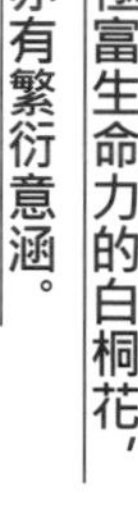

在清明的頭五天（第一候）要「不靜」、「不濕」。

多走動少淋雨吸陽氣

「不靜」是指要出外踏青或掃墓，別老是窩在家中不動，要多動。因為外在的環境都讓人活躍，所以不動的話容易對身體產生壓抑。古代人在清明時有個非常普遍的活動 —— 蹴鞠，就是踢球的遊戲，換做現代去爬爬山或到戶外走走都行。

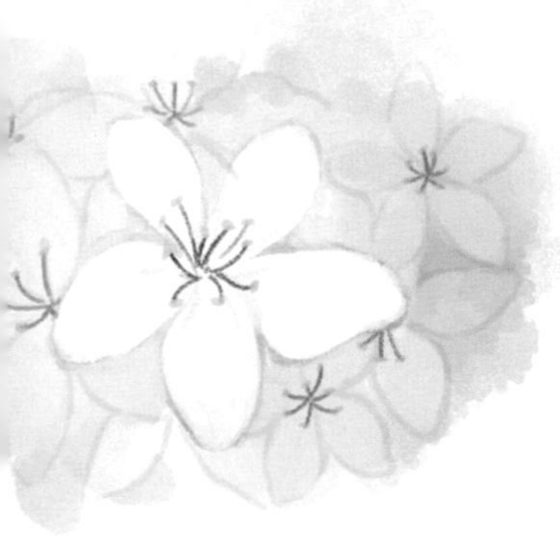

「不濕」就是不要有濕氣。為了預防「晚發病」，要將先前冬天殘留在體內的濕氣排出去，別再額外增加濕氣，讓陽氣好好成長，生機才會延續，避免淋雨或入水游泳是一定要遵守的事。

第2候 田鼠化化為鴽

動物也有陰氣與陽氣的分別。陽是明亮活動的，而陰則是陰暗不動，以小動物來說，田鼠是至陰的代表，躲在土裡，晚上才出來，幾乎不怎麼動的烏龜是極陰。鴽就是鵪鶉，是至陽代表，飛得高，活動力強。而極陽就是麻雀，動態快速，拍動翅膀也快。

清明第二階段意象從田鼠到鵪鶉，從至陰轉為至陽，跨度較大，冷熱變化大，這時得「不凍」、「不酸」。

身體別冷到，但要吃寒食解毒

田鼠與鵪鶉各為至陰至陽象徵，養生之道在於不凍不酸。

「不凍」就是不要受寒，古人這時節會在戶外焚火或烤炭火，意思就是要取暖。現代的人工環境控溫容易，但要注意室內外的溫差問題。

「不酸」是指別吃發酵腐敗的食物！因為身體要解毒。此階段適合寒食，請注意不是吃生冷的食物，而是吃屬陰的東西，需要消耗能量來消化吸附不好物質，幫助代謝，反過來這時候不吃過於有營養，容易被身體吸收的食物。像是膳食纖維做成的團子這類食物，就是水溶性纖維高，但沒有熱量，顯得空洞的食物，或者吃些蔬菜，或者乾脆不吃，來個輕斷食。

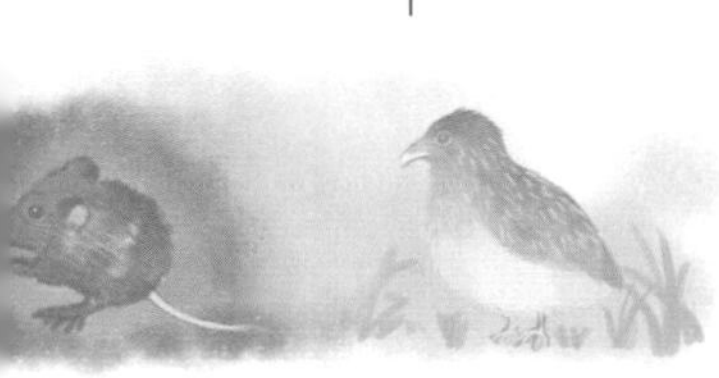

TIPS

清明吃草仔粿養肝去毒

整個清明節氣都適合吃草仔粿，搭配茶飲一起食用更好。特別是明前茶配用艾草嫩葉做成的團子，可養肝去毒，主要就是清熱解毒。端午的艾草葉子不嫩了，纖維比較粗就不適合吃了。

第3候 虹始現

此階段陰陽交會，達到「陰平陽宓」的狀態，就是純陰與純陽都消失了，這時雲層不見了，空氣中少水氣，這時「日穿雨影則虹現」，太陽穿過雨的影子出現了彩虹，代表美好的意象。

所以清明的最後五日，第三候要注意「不怒」和「不妄」。

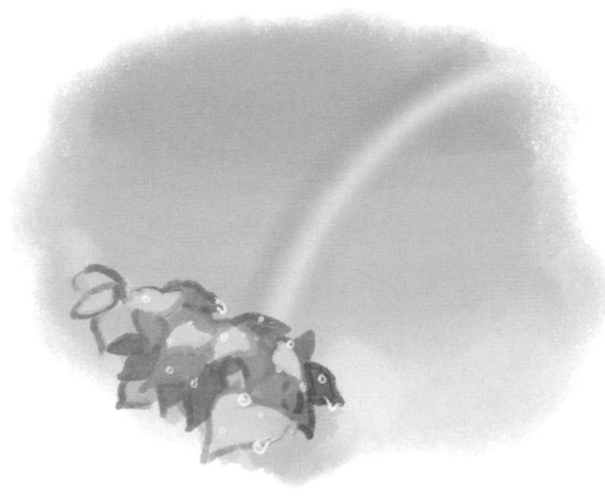

虹代表美好，
要讓自己的情緒也美好。

盪鞦韆學會放鬆與放下

「妄」的意涵就是「做不到卻還想要做」，代表貪念、慾望、不甘心，欲求不滿殘留在心底的陰影，坦白說要靠自己用想的方式來放下並不容易，有個方法既簡單又療癒，就是盪鞦韆。

輕輕一蹬，將自己推送出去，這一來一往彷彿鐘擺的來回，嘴角自然上揚，讓人開心也放鬆，難怪作者到現在還是很喜歡盪鞦韆的感覺。

有些孩子感覺統和失調，也會被建議去盪鞦韆或翻跟斗。這個動作有助於情緒穩定，比較不會發怒，不分年齡，大人小孩都適合。尤其在清明時節也很適合以此方式，讓心緒得以抒發與安定。

原來如此．在日本忌諱穿鮮豔色掃墓

天清地明，也是陰陽調和之際，這時也會勾起潛意識 — 想起祖輩，慎終追遠的情懷油然而生。古人選在此時節去掃墓，就是這樣，很是自然地就會去做，後來從習慣漸漸形成節日。至於清明掃墓有什麼限制或禁忌呢？

曾有位女性穿紅衣在清明掃墓，回到家以後就頭痛，身體感到沉重，渾身不適，看門診檢查正常，自我懷疑難道是卡到陰？

以日本京都為例，掃墓時不可穿鮮艷顏色，只能穿黑或白，京都的運勢曆法有提到在清明時節，要清脾、柔肝、養肺。因為清明周遭的環境都是很鮮豔的，視覺上只缺黑白，當外界刺激比較多，情緒跟著波動大。

若穿紅色，自是影響到情緒，但掃墓時要莊嚴肅穆，這段時間內在又有喜氣，又要收斂壓抑， 讓身體的自律神經有點無所適從，心神不寧！

清明時節是天人合一最契合階段，盡量不要讓自己的起伏過大，這時可在床頭放朵百合花，安定心緒，百合花的香氣會讓神經的反應不會那麼躁動，有助睡眠。

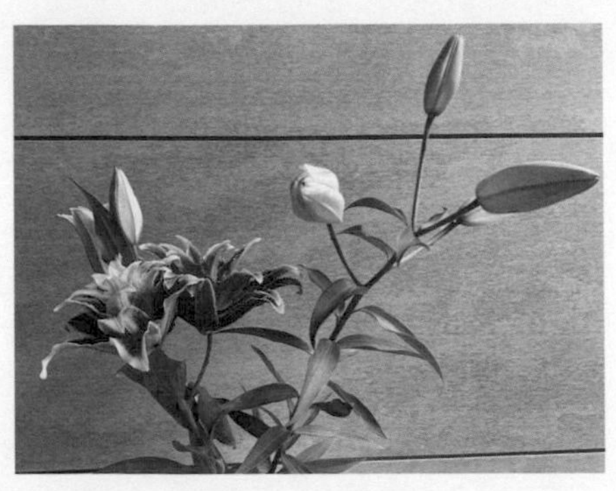

百合可安定心緒，
香氣有助睡眠。

穀雨

四月 19/20/21 日

預告夏天將到，會上火也得學會去火

清明斷雪；穀雨斷霜，
到了穀雨，寒氣完全沒有了，
大地的火氣逐漸要出來，
度過春日最後一個節氣。

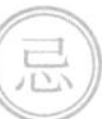

來到春天最後一個節氣，此時陽氣更旺，許多炎症開始蠢動，皮膚容易出現一些疹子，頭悶脹痛，心情煩躁易怒，得排除身上的火氣，最好可以發發汗，排毒解毒。

黃帝內經中提到的「雨出地氣；雲出天氣」，地的濁氣經過蒸發到了天上，變成雲又轉為雨水下來，水蒸氣要上升，需要陽氣動能，此時雨下得比較大，代表陽氣更多，也代表「上火」的意涵。

「上火」會出現口乾舌燥、睡不好、皮膚過敏等情況，像是風疹或蕁麻疹等等。

原因出自我們在冬天時的毛孔比較閉鎖，到這時熱氣起來了，但毛孔還沒完全甦醒，功能沒那麼好，加上現代人長時間待冷氣房，毛孔的開闔功能較弱，就會容易出現皮膚過敏，一顆一顆的會搔癢，是穀雨節氣特性，容易出現的毛病之一。

尤其在穀雨時節，小孩與年輕人火氣會更大，火氣一大，便容易頭悶頭痛，情緒較難掌握易躁怒，得幫身體與外界搭起橋樑，讓體內火氣可以順利排出體外，而不是火上加油，愈演愈烈。

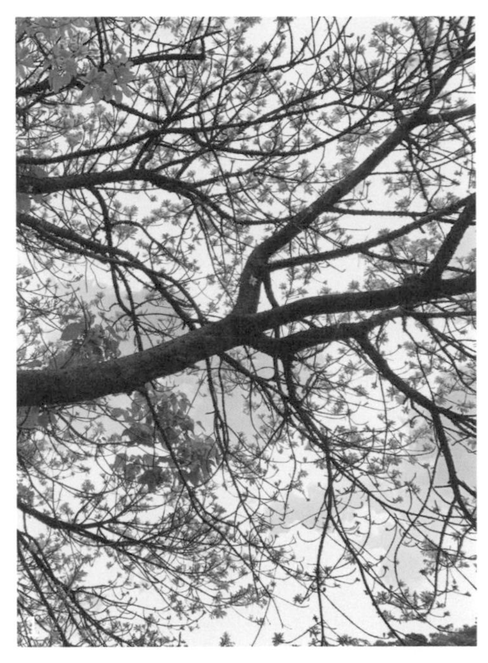

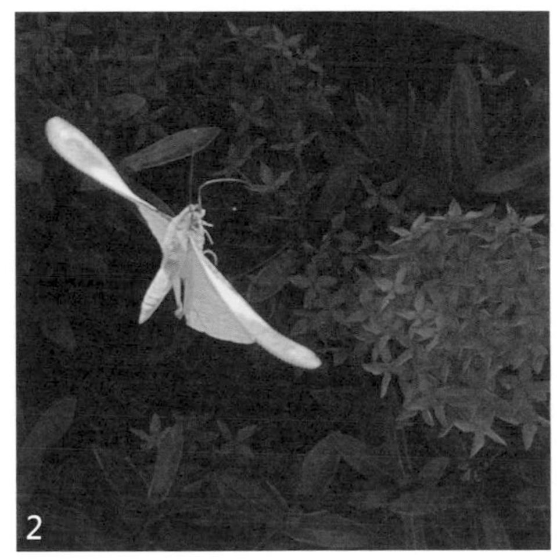

1. 穀雨下的雨比前幾個節氣來得多且大，火氣與濕氣隨之浮上檯面。2. 跨過穀雨，便是夏天即將來臨，心躁動程度也加深了。

節氣觀察室

40多歲的男性，每到冬天都會感冒，到了春天就會有蕁麻疹。尤其穀雨時節，搔癢會更嚴重，奇特的是一到夏天就沒事！經過診治，冬天感冒症狀較不嚴重，但還是會發燒；春天必發作的蕁麻疹緩和了，仍會長疹子，這毛病像討厭的客人請都請不走。特別的是，他的發燒到了春天，開始起疹子時，就不會發燒。

他心想是否因為季節轉化的問題？所以乾脆搬到南非，當地的天氣炎熱沒有四季之分，但是經過5年了，還是一樣會發作，冬天到春天這時期是他的煉獄！

想起以前看中醫有服用桂枝湯，的確改善感冒，便持續使用，隔年到了穀雨，以前只是會皮膚癢，後來連嘴巴都破了，上火厲害的情形。又癢又悶讓他很困擾，尤其是那種皮膚被悶住的感覺，很像吃粥後，米漿黏在嘴上最後乾掉的感覺。這種不適感令他心情煩躁，想跟人吵架！

毛孔沒正常開闔讓火氣被悶住

這個案例就是因為毛孔閉鎖的問題引起，得用「辛」來發表打開毛孔，桂枝湯帶有辛氣，確實可幫忙打開毛孔，按理說熱氣可散掉，但正因為在穀雨期間，大環境已經有火氣，就像天氣熱，開不開窗都差不多，毛孔即便打開，與外界的火氣結合還是熱。

可是毛孔沒有打開，熱更會悶在體內出不去，皮膚過敏的情況還是會存在，而且火氣無法完全散發出去，就會更加上火，所以還是會有低燒的現象。

桂枝湯加浮萍泡澡排火氣

要排除身體的火氣，通常用發散的方式。他能自己發汗，但吹到風又覺得冷，表示身體的元氣不足以將火氣完全散發出去。傳統醫學認為火氣也是一種活動的力量，所以感染後所發生的免疫反應也是火氣。

如果有更強免疫力，就能將感染源排出，不過他的情況是要進不進，要出不出，使用桂枝湯的方向是對了，只需要加個有辛寒特性的浮萍就能見效，像屋裡很熱，開窗沒用，就得開冷氣降溫，浮萍就有這樣的功能。但要特別提醒我們這裡說的是小浮萍，而不是大浮萍！

只是他病在毛孔，所以不適合用喝的，因為桂枝湯喝了也會生熱，所以建議用泡澡的方式。只泡了三天後，症狀就好轉了。

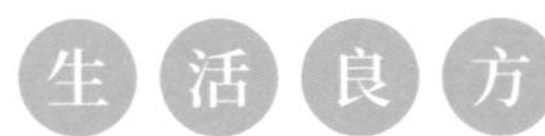

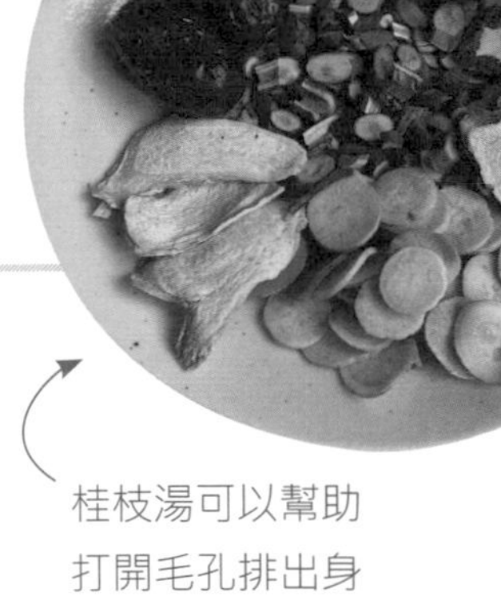

桂枝湯可以幫助打開毛孔排出身體火氣，也需看體質與當情況調配使用。

穀雨易上火，用浮萍半身浴解火

其實在穀雨時節，許多人容易上火，尤其是原本火氣就較大的小孩跟年輕人，感覺會更明顯，若是有皮膚容易搔癢或是心緒較躁動的，建議單用浮萍來泡澡。用自己的手掌抓一把浮萍的份量，放入水中去煮。等水滾後一兩分鐘即可關火，再加入洗澡水即可。以半身浴的方式，泡 15 分鐘。

TIPS

中藥泡澡
直接在表皮吸收藥性

口服要經過消化吸收、解毒代謝後，由血液輸送才能送達，然而有些含有藥性的物質或生物鹼會造成身體負擔，如若要作用的地方是在皮毛，那麼泡澡會比口服更容易直接運作在表皮，透過皮膚直接吸收達到藥性。

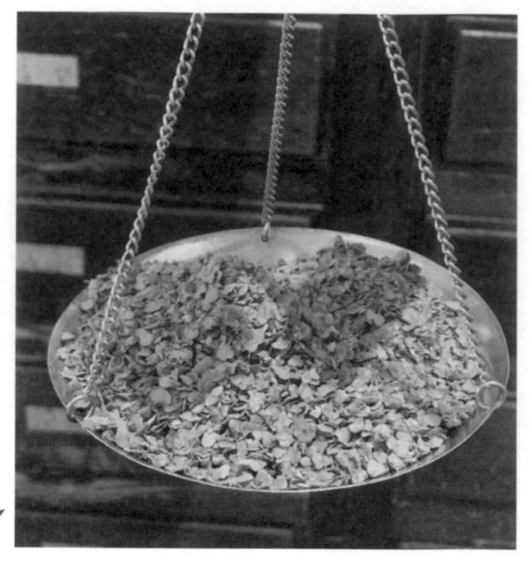

浮萍性寒，建議搭配其他藥材使用。

原來如此・浮萍辛寒可收斂降溫

穀雨時節是浮萍成長的時節，成長的條件是在水底下有熱氣，浮萍不怕熱還能長得出來，代表它有帶著辛寒的特質。「辛」有揮散性，而「寒」可收斂降溫。浮萍在傳統醫學中是很重要的藥材，就是調和的藥，可調味而且有輔助效果。它的運用很多元，不只排火氣，也可用來讓皮膚柔嫩，整個穀雨時節，也可利用浮萍與其他的藥味來搭配，享受個貴妃浴。

方法 1 溫帶國家可用新鮮的牡丹花跟浮萍泡澡。這是藥味浴，因為透過味覺，也能達到藥性。浮萍與花卉的比例是一比一，大約是手抓一把的份量。

方法 2 在亞熱帶國家，用茉莉加上浮萍，也是要運用其香氣，浮萍能幫助打開毛孔，將需代謝物質排出清除，清掉後要補點東西，若是再加入牡丹或茉莉，變養顏美容聖品。

方法 3 浮萍還可搭配穀雨茶。穀雨茶可祛濕，特別是祛痰的功能很有效，人若生痰表示身體老化，茉莉花茶也可祛痰濕，所以穀雨茶通常也會加入茉莉，泡過的茶渣加浮萍，也可拿來泡澡。

節氣好生活

穀雨三候．按揉穴位舒心解火

陽氣旺的節令，運用相應的飲食與穴位按揉，就能過個安泰舒適的春日。

第1候 萍始生

浮萍是陽物，但屬性辛寒。浮萍在水面上不動的，因為無根所以一旦被水沖走就很難存活！水面是水池中溫度最高的位置，而在水的表面張力處卻又是水池最低溫的地方，浮萍生長環境是不能太冷，只要有寒氣或春寒霜冷，要靜而不動才能長出來。

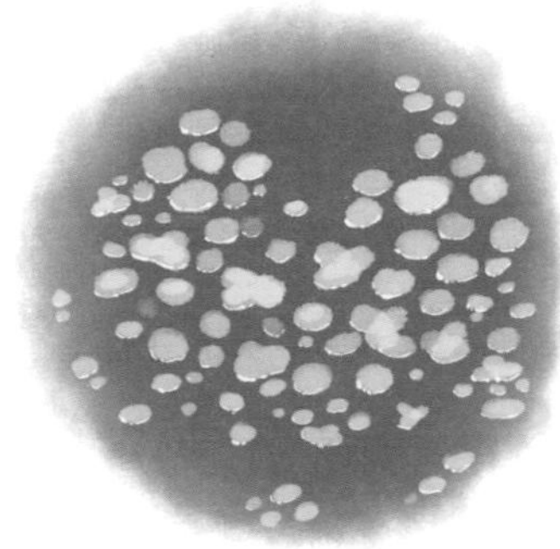

浮萍是陽物，性又屬辛寒，不宜單獨食用。

浮萍要搭配其他藥材食材，才能發揮功效

古人認為浮萍是純粹的火氣，陽是能量的代表，地的濁氣聚集在水面而長出來的，就是陽氣的凝結，才認為它是陽物，這代表著浮萍很補。通常都是拿來餵鴨鵝，天上飛的鳥類都是屬於陽，若只是餵五穀，禽類動物會長得慢，一旦加入有能量的陽物就會長得更快，讓新陳代謝會變快，促進生長，就像在進補。只是得留意浮萍屬性又辛寒，所以不適合單獨食用。

第2候 鳴鳩 撫其羽

穀雨第二候從「鳲鳩開始鳴叫了」展開。鳲鳩就是布穀鳥，又稱杜鵑鳥，這種鳥類在穀雨時節開始會整理自己的羽毛，因為陽氣膨脹，羽毛也會比較膨，所以開始會整理了，也代表陽氣勃發、生長旺盛的現象。

這時節特別以此鳥為例，也有取諧音之意，就是佈穀，提醒大家要耕種了，而杜鵑花也在此時進入最盛期，有怒放的氣勢，象徵陽氣撐開，體內的火得和外界的火氣兩相平衡。。

布穀與杜鵑展露陽氣蓬勃。

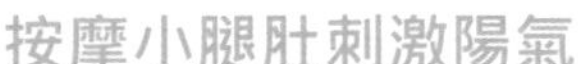

按摩小腿肚刺激陽氣

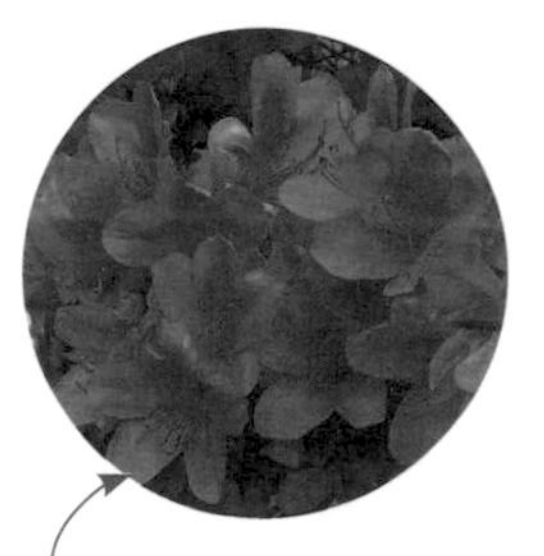

賞杜鵑花得選在花兒怒放時，才能感受到陽氣充沛。

身體在穀雨陽氣勃發的階段，得趁機讓自己的循環變得更好，既然已經是怒放的狀態，所以不太適合劇烈運動，反而容易虛掉，這時最適合按摩小腿。

陽氣最大來源是心臟，人體的第二心臟是小腿，特別是小腿的正中央那塊肌肉可以好好地按揉一下，這裡有豐隆穴、地機穴，有刺激氣血循環，提振精神的效果。小腿肚整個捏一捏之後，有助提升陽氣。尤其是有春睏現象，精神不濟者，可以試試。

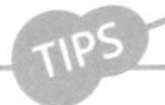

觀賞杜鵑花刺激誘導能量提升

穀雨第二候的養生之道，除了透過按摩提升陽氣，觀賞杜鵑花也有妙用。因為我們的心氣與大腦的思考也有關，透過視覺的沉浸與誘發，欣賞杜鵑花那種全然綻放的暢快感，沈浸在陽氣勃發中，來提升能量與自信。

第3候 戴勝降於桑

第三候的意象是說戴勝鳥飛到桑樹上去吃桑椹。戴勝鳥是一種犀鳥，在台灣有個俗稱為「臭鳥」，因為牠棲息處比較髒，不太整理，還有雛鳥若遇到危險會散發臭味來逼退覓食者。牠的頭上有冠，代表陽氣更上升了。

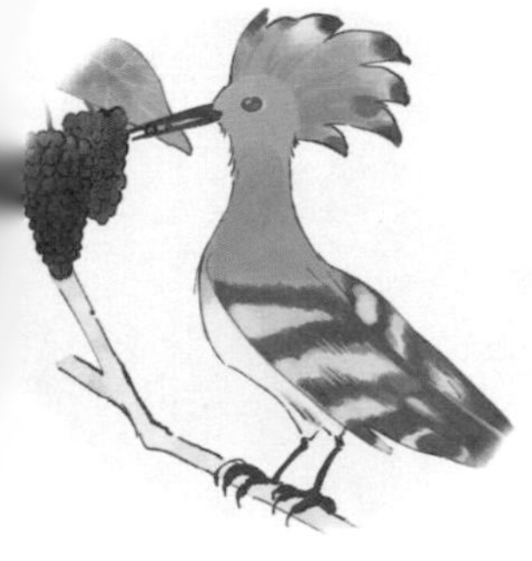

戴勝吃桑椹，比喻陽氣又比過去更上升了。

揉太衝穴緩和火氣上升

人體的火氣很旺，要降火氣時可運用太衝穴。太衝穴是肝經的原穴，就在腳背上，第一和第二趾縫往上大概 1 寸交叉的地方。以前的乞丐喜歡摳腳丫，因為經常躺地上，吸收很多火氣，所以不自覺會去摸腳，尤其是太衝穴周遭。

因為火氣大，脾氣也會很衝，這時就是適合去揉太衝穴，特別是頭痛、頭脹時，按揉此穴比較好舒緩症狀。這也是作者經常按揉且覺得效果奇佳的方式，對因火氣大而引發的頭痛緩解有立即的改善。

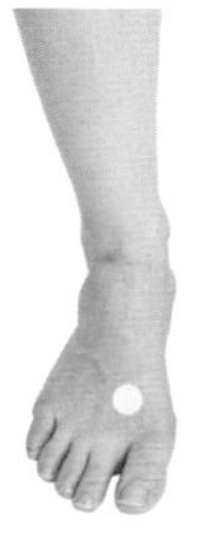

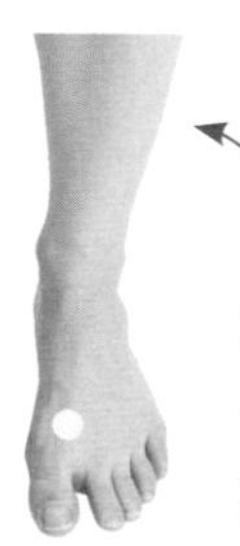

太衝穴就位在第一、第二趾跖骨交接凹陷處。

原來如此．戴勝鳥代表火氣更旺了

鳥類有分大火、小火，戴勝的出現代表火氣更旺了，當牠會飛到桑樹上，果實已經從紅轉紫，也是火氣最旺時刻，這時候的桑葉很適合摘來養蠶，此時產出的蠶絲也是品質最好的。

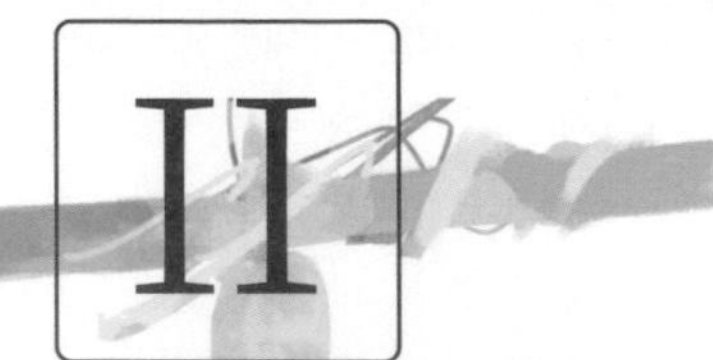

II

時令進行曲

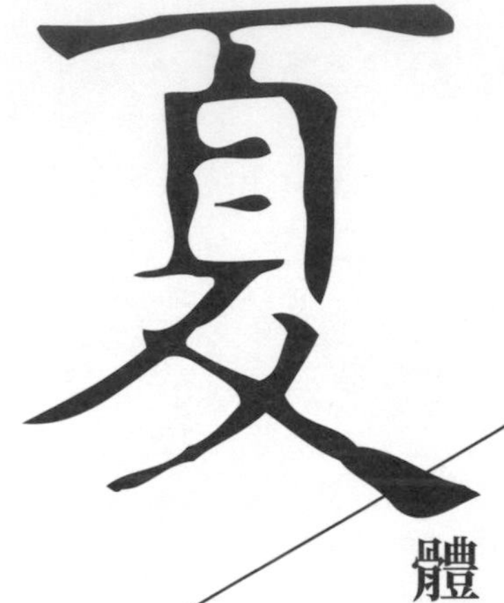

夏

體驗生命的美好

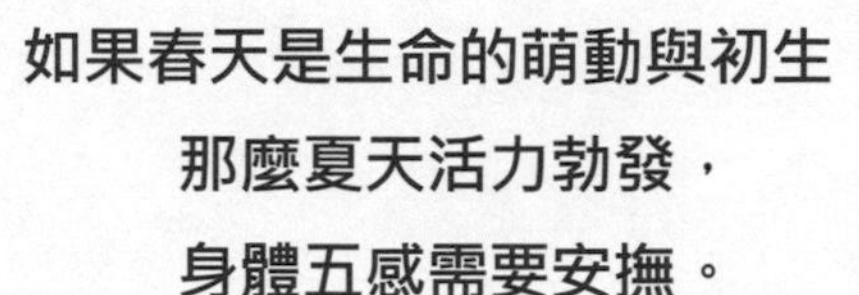

如果春天是生命的萌動與初生，
那麼夏天活力勃發，
身體五感需要安撫。

- **立夏** - 趨吉避凶
- **小滿** - 以熱養人
- **芒種** - 降火補心氣
- **夏至** - 降胃火祛狐疑
- **小暑** - 滋陰活化免疫力
- **大暑** - 養肺火旺克金

立夏

五月 5/6/7 日

萬物滋長，暑氣開始躁動

春夏季節轉換，有那麼點躁動不安，地表火氣開始冒出頭，立夏得趨吉避凶，調節情緒。

立夏節氣時，外界萬物繽紛喧鬧，我們又像被保鮮膜包著，天氣漸熱了，這時很多傷口，容易出水又被悶住，傷口容易糜爛，發炎。

到了立夏，萬物開始滋長，就像人進入了青春期，像被什麼干擾著，看什麼事都莫名的有股衝動。

春與夏之間季節轉換比較婉約，雖然柔和但還不是很順，會有點小跳耀，有些躁動不安。

春天時吸進來的是花香，溫潤的感覺，到了立夏，大自然還很美好，我們身體的五感還挺好的，但暑氣開始出現，空氣中開始出現一種土味暑氣，就是那種大雨將至，空氣中悶熱還帶點土味的氣息，也是地表的火氣就要竄出了！

日照時間越長，空氣中越乾燥，開始有點暑氣，覺得悶燥，呼吸不暢不清爽，加上此階段身體成長會比較活躍，卻同時有著被壓抑感，人的情緒容易波動，會出現所謂的情緒中暑，而非身體實質的中暑！

因為這時的熱氣還不到最盛，比較是一種感覺與氛圍。

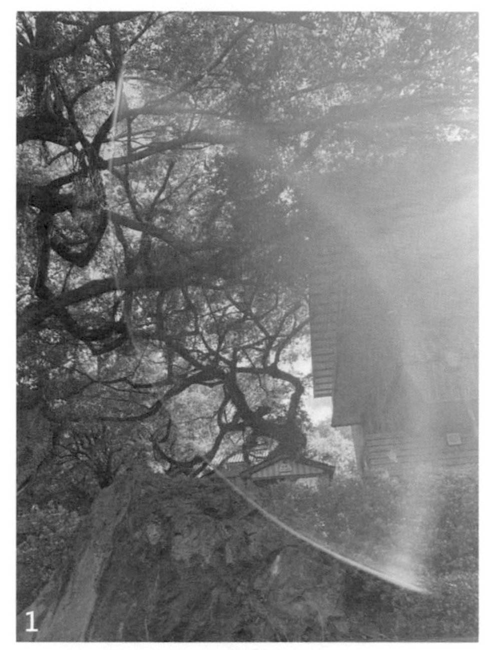

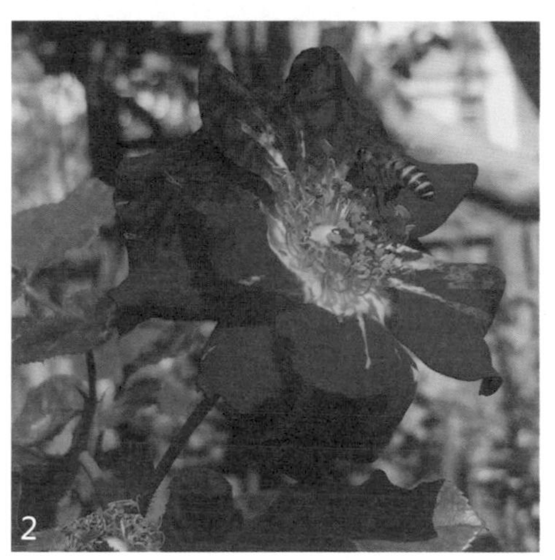

1. 夏天開始，隨著暑氣漸增，心的躁動也會莫名升溫。2. 夏日的花朵色澤比春天來得更奔放冶豔。

節氣觀察室

有個女生長得很美，皮膚白裡透紅，但沒什麼笑容，不是因為個性高冷，而是她的乳房下緣有個纖維瘤，在冬天手術切除後，醫生說縫合沒有問題，也沒有異物的問題，但她的傷口卻沒有完全癒合，到了春天之後，開始覺得傷口有些隱約不適，節令轉至立夏，傷口開始發炎流膿變得嚴重，擦藥也沒用。

情緒中暑會讓身體出狀況

為什麼這位美女的傷口不會好呢？很明顯，季節的變化在她的症狀扮演關鍵因素。節氣像個按鍵，提醒外在環境的變化會對身體產生影響，會在不同階段觸動不同情況。

照此看來，她是屬於情緒中暑！既然是情緒上而不是身體的中暑，所以需要的寒性，不是實質上的寒，而是氣氛上的寒來幫忙「消暑」。

王瓜泡澡消暑氣

以本草綱目的概念來說，若要以植物來中和暑氣，那就要從找火氣最大的地方長出來的，例如在陽光強烈的山頂或是被太陽曝曬的石頭上長出來的，這種植物的性質是極寒。

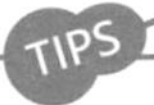

瀉心湯

調解身體的火

「王瓜瀉心湯」，其中所包含的王瓜、黃連、黃柏、苦參等，這幾味藥材都是極寒，時令進入夏季，建議可以用來泡澡，調暑氣。

王瓜是葫蘆科植物，立夏一來長得最好的植物，其氣帶有寒性，性質也寒涼。所以不適合直接食用，但可用來泡澡或用敷的方式！那位美女泡了兩週，傷口就不再流膿，而且癒合了。

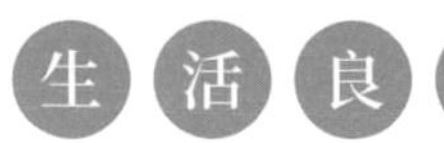

不只身體會中暑，情緒也會有暑氣

一般人雖沒有傷口的問題，但也要注意情緒中暑的問題。剛進入夏季，冷熱交替不穩定，毛孔的開闔也未穩定，突然遇上熱氣，毛細孔一下子負荷過大，有時會半開不闔，這與自律神經有關，而自律神經又受到情緒影響，所以立夏要趨吉避凶，就是讓交感，副交感神經能平衡地運作。情緒穩定對健康很重要。

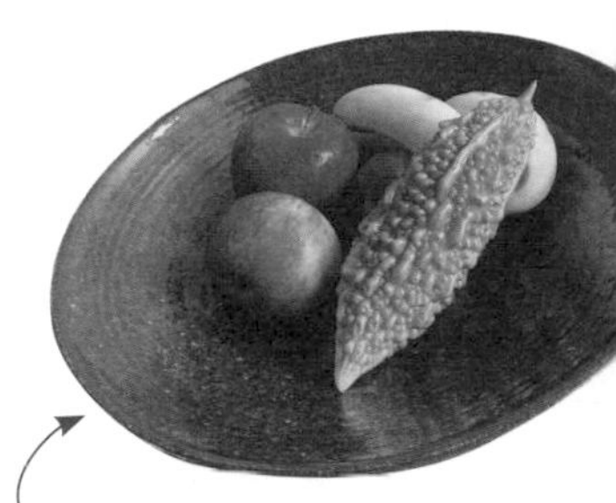

山苦瓜也是王瓜一種，在夏季也是極佳涼火聖品。

練吐納呼吸穩定自律神經

真正的自律神經調節是心理。古人遇熱會搧扇子，但我們的心臟被五片肺葉包覆著，若能讓吸進來的空氣，也就是風量比較大，帶出去的熱就比較多，所以古人說的修心很重視吐納，也就是深呼吸。

心安就能深思熟慮，所謂的深思熟慮也代表自律神經的作業能力好，自然就能想得比較全面仔細。所以在立夏時節做做吐納，每次吸氣 10 秒，吐氣 5 秒，就是很好的練習。

節氣好生活

立夏三候·清熱、涼血、通血路

立夏意指預備起，夏天就此展開，大自然一片繁茂，但內心為何就是有點不爽，像受到壓抑，火氣油然而生，所以得來降火氣。

第1候 螻蟈鳴

螻蟈就是青蛙。作者曾經為了尋幽探秘境，住在一個生態環境很好的民宿，在那個夏夜裡，窗外的青蛙興致勃勃地大合唱，可能是數量眾多，彷彿加了大音箱，但聲音也關不掉，只好睜眼無眠聽一曲，沒辦法，夏季本來就是它們的主場。

田雞湯補充蛋白質清熱涼血

進入立夏，暑氣初生，這時要靜心養身，因為外界開始嘈雜，這時容易血熱，此時也是青蛙最多，像是印尼的夜市常見田雞湯，因為可清熱涼血，畢竟身體的代謝開始變快，身體需要單純的蛋白質。

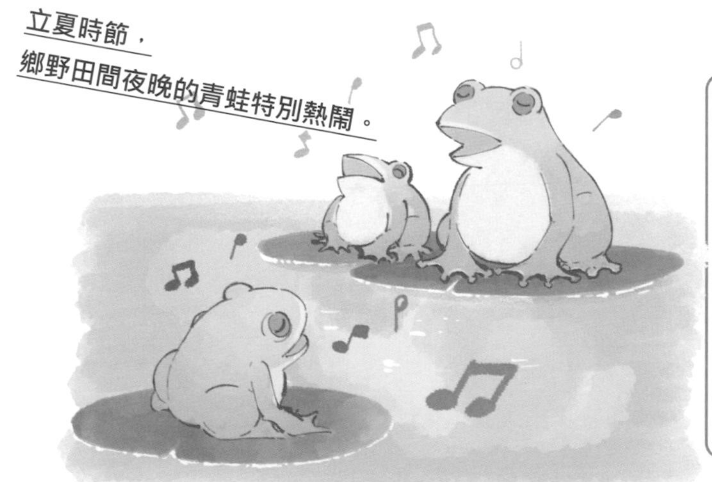

TIPS

青蛙肉有優質蛋白

青蛙肉煮過後，會有多種胺基酸，對於肌肉血管有益，可增加代謝，讓舊的血球代謝，血液含氧量也變高，所以喝青蛙湯，有清血功能。

第2候 蚯蚓出

什麼？！接下來該吃蚯蚓了？有人可能想就覺得害怕，別擔心，有其他的替代物，但為何要以蚯蚓來做為意象？蚯蚓外號「地龍」，有通血路的功能。蚯蚓是傷科的藥物，可讓血管有彈性，讓末梢血管暢通，但我們平常不可能直接吃蚯蚓，除非是為了通血路。

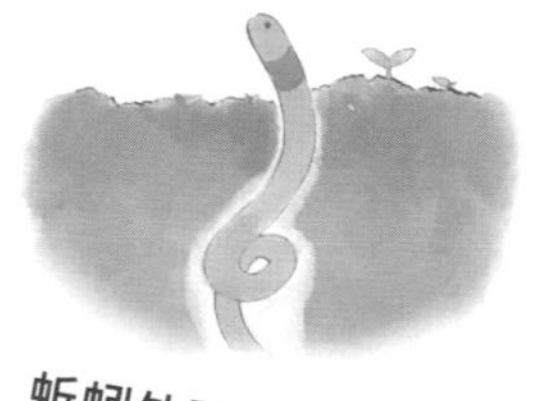

蚯蚓外號「地龍」，有通血路的功能。

若只是養生，也可吃蛋。蛋有豐富的卵磷脂，也可讓血管有彈性，末梢循環較好，立夏很多地方都有立蛋或掛蛋的習俗，其實也有營養學的意涵在其中。

第3候 王瓜生

王瓜屬性苦寒，可清熱涼血。涼血的作用，是指能讓血紅素結合二氧化碳後盡快代謝，或是結合氧氣後，能盡快提供身體所需含氧量，代謝二氧化碳。

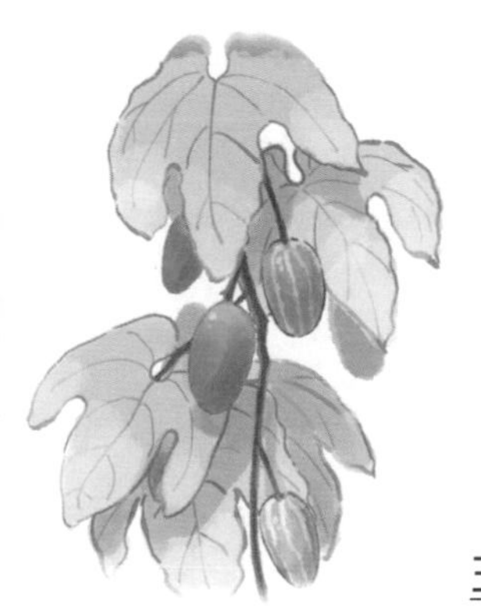

王瓜也可料理，但不是很好吃，所以可以切片泡成養生茶，其實山苦瓜也是王瓜的一種，也有類似效果。非常建議用王瓜瀉心湯泡泡澡，可降煩躁，也讓身體的小痘痘、小傷口也消除一下，夏天泡澡的水可用溫水，還有降溫的效果。

王瓜性苦寒，可清熱涼血，通常拿來泡茶居多。

原來如此．吃冰降火氣

古代皇帝會在立夏時賜冰給大臣，其實冰塊的屬性是熱的，融冰時會將熱帶走，所以感冒有發燒症狀，可口含冰塊來降熱。但不能喝冰水，因為冰水與體內的溫差太大，身體還得消耗能量來調節，會降低身體能量。

小滿

五月 20/21/22 日

催化大地能量，充沛自我

「大落大滿，小落小滿」，只要小滿這段時間有下雨，還是能豐收。對應自然變化，寒氣沒了，氣候比較穩定。所以該滿則滿，可以好好來運用火氣了。

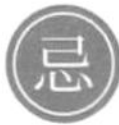

滿，代表環境與人體陽氣開始充足，身體開始覺得熱了，只有下雨才覺得涼爽。不過小滿時節不能過於避熱趨涼，要懂得用熱養人！

一年二十四節氣有三個完滿，代表天地人。小滿是一年中第八個節氣，就是第一個完滿，能得到天地陰陽的會合。

先前在立夏時，寒熱依然震盪交征，還是會忽冷忽熱，因為季節才剛轉替，風寒暑濕燥火都還在變動與調節，到了小滿，氣候相對穩定，陽氣飽滿，熱情上升，連帶吹來的風是帶著燥熱，容易將身體的水分帶走。

若在此時常吹風，男人會比較沒有元氣，女人容易長皺紋，你說那我少外出不就好，但室內的冷氣屬寒燥更不好。所以空調溫度勿過低，環境溫度以攝氏 28 度 C 最適宜，不要調得太低，不單是為了省電，更重要的是對身體的影響，身體與外面環境高低溫差別在 5 度內比較好。

請注意小滿需要的是涼爽而不是冷寒，當皮膚起了雞皮疙瘩就是冷了！

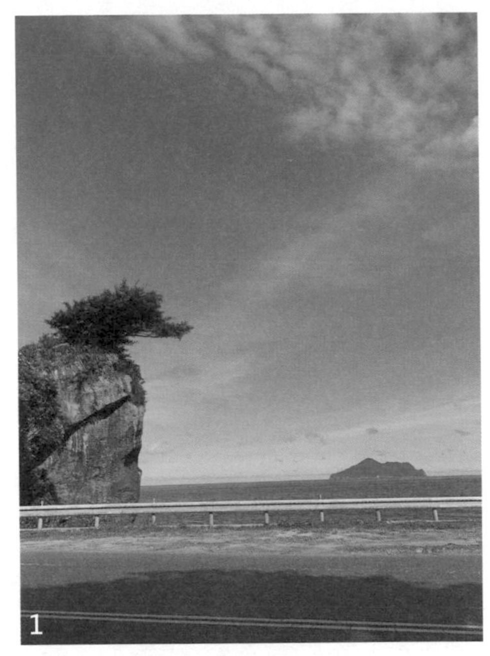

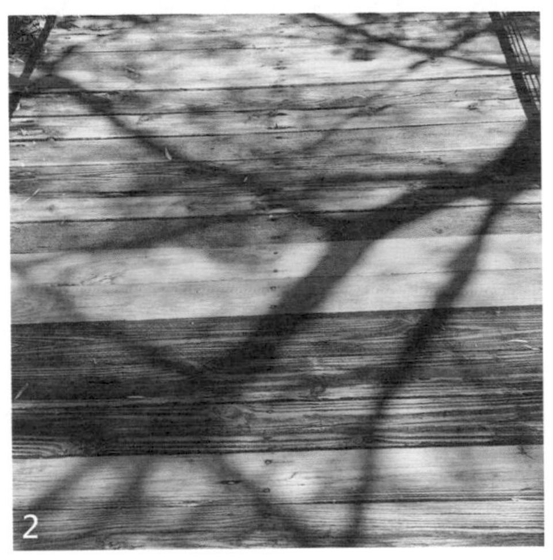

1. 小滿的季節變換比起立夏更加穩定，風帶點燥熱感。2. 因為節氣逐漸乾燥起來，大地需要保濕，人也一樣。

節氣觀察室

有位二十多歲男大學生，別人流汗只是在額頭冒汗，遇到冷只是在手或腳起雞皮疙瘩，而他卻是一熱，全身都出汗，連腳底也會，遇到冷，全身毛細孔就豎起來，常覺得悶，身體虛，睡眠不好，晚上睡到一半常醒過來，有時身體還會有搔癢感。

自律神經失調會影響溫度調節能力

這是自律神經嚴重失調，對溫度、濕度調節失去了能力的表現。很多人有過敏，就是對環境的溫度與濕度的調節不佳。生活在戶外的古人，對氣候變化敏感，右邊身體吹到風，右邊的毛孔就會收縮，左邊沒吹到的毛孔會打開散熱。但自律神經調節不佳者，一冷就會全身起雞皮疙瘩，建議他平常要注意不要太貪涼。

吃能幫助吸收水分的瓜

進入小滿，身體有熱，濕氣也會跟著來，此時容易水腫，血液循環也不佳。這時自然會喜歡吃富含水分的

大小黃瓜醣少可避高血糖

現在的西瓜糖分過高，若有健康考量者，尤其有高血糖、糖尿病史，宜改吃大小黃瓜，少吃甜瓜或西瓜。

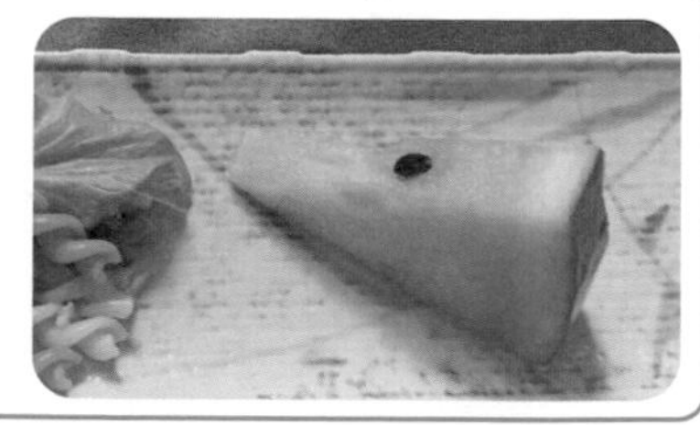

進入小滿可吃富含水分的瓜果，像是西瓜，但別貪食。

東西，對應當季蔬果，正好是瓜果的盛產期。

以西瓜來說，果肉含有豐富的鈉，可幫助水分吸收，但西瓜皮（白色部分）以及果肉又有鉀，所以也可利尿，特別是早期未經品種改良的西瓜，果肉是紅白相間，像東南亞的西瓜，切開來很多白色的筋肉，代表同時能攝取到鈉與鉀。

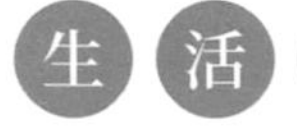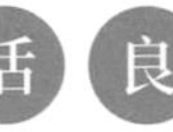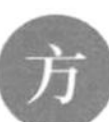

生活良方

不吃生冷、甜膩、辣燥食物

清明有六件不能做的事，小滿有三件要做的事，以及三種不能碰的食物。

第一，不吃生冷食物，沒有煮熟或是隔夜的食物，好比瓜果類切開後，若沒有冰起來，一小時內就容易滋生細菌，吃了容易出現痢疾現象。也別太相信放冰箱就沒事，它只是延緩細菌孳生速度，卻防不了病毒。

再來是不吃辣或燥熱的食物，因爲「寒會血凝」，寒氣會造成血凝，「熱會血行」，熱氣會讓身體血液循環加速，原有的慢性病反而會被催化變急性。最後要戒吃甜膩，就是澱粉，糖類不適合吃。傳統醫學認為常食甜膩者易造成腫瘤（癰）。

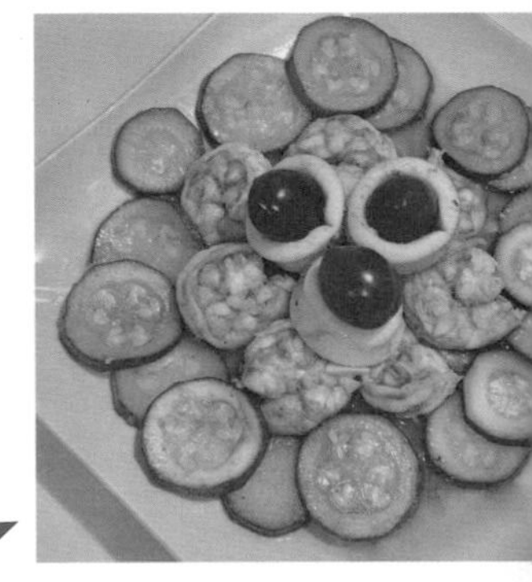

小滿正值瓜果盛產期，可多吃大小黃瓜，不過天熱得注意保存。

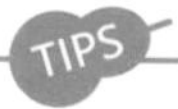

痛風勿碰花椒榴槤

痛風者若吃花椒或榴蓮會更嚴重！榴槤是甜膩肥燥的屬性，「肥」就是淤滯阻塞，所以有痛風者勿食。

要常喝熱茶、散步、泡腳

天氣熱，自然想喝冷水消暑，身體為了恆溫的控管，會釋放出熱來給冰水，雖然暫時會覺得涼，但這個吸收到的熱進入了腸胃，又被身體吸收回去，等於將暑氣留在身體。所以要喝熱茶，為了散熱，讓毛孔打開，茶葉有利尿作用，雙重的排水效果，暑氣也被帶出體外。

另外，以少少的熱水泡泡腳盤就可，水溫 40 度 C 左右，就能讓血液循環變好，血行穩定，到了晚上還可泡泡澡，讓身體的污垢排出。同時散散步多走路，有輕微流汗，讓身體熱氣得到平衡。

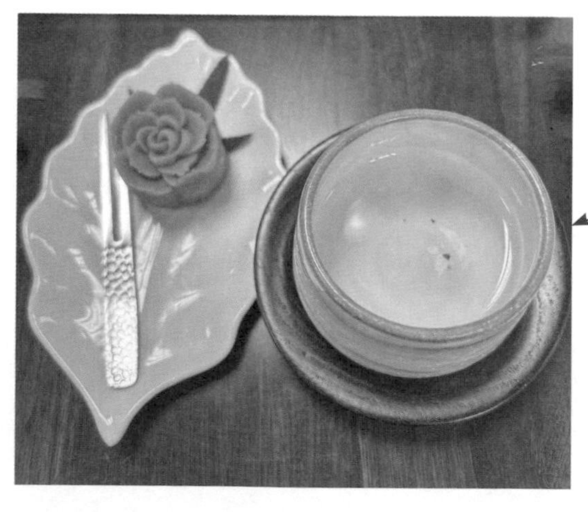

夏天別貪冰涼飲料避免傷身，喝熱茶才能將體內火氣、暑氣揮散出去。

節 好
氣 生
活

小滿三候・以熱養人讓養生效果最大化

借助大自然的力量，讓身體得到修護以及促進機能，讓養生得到一個小小的圓滿。

第1候 苦菜秀

苦菜以前在野外很常見，雖然有很多品種，但這裡特別是指敗醬草，帶有荼苦之味，有種苦中帶甘。餐桌上常見的 A 菜類，也是敗醬草屬系改良成出來。

吃 A 菜有助消暑氣

這時節陽氣滿了，陰性的苦菜才會長得好，「秀」代表長得細緻漂亮與茂盛，表示它的營養很均衡，也得到陽氣，與原本的陰氣屬性可以融合在一起，可將我們體內的暑氣清除。換句話說，小滿多吃些苦菜，對身體益處多多。

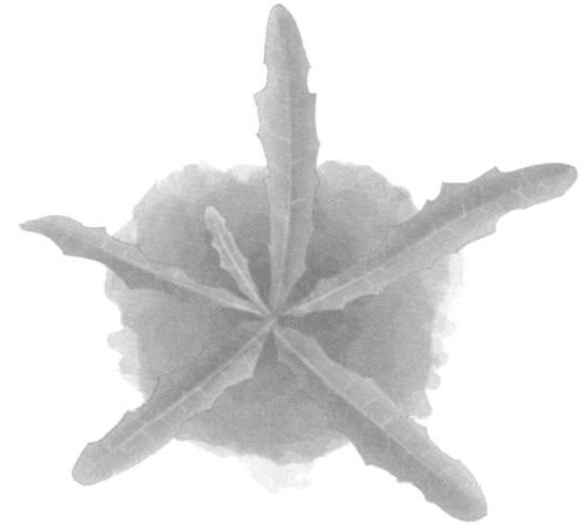

苦菜屬陰，與外在陽氣結合，幫助清除體內暑氣。

A 菜也是苦菜一種，
小滿要多吃 A 菜。

TIPS

苦菜浸水要曬太陽才能做泡澡水

敗醬草，可清熱解毒、消癰排膿、祛瘀止痛，古人還會用苦菜來泡澡，不過先別急，不是像玫瑰花瓣一樣，把菜直接放到洗澡水裡，而是把苦菜泡在水桶裡拿去曬太陽後，再用來泡澡或是拿來擦在蕁麻疹的患部。

第2候 靡草死

小滿時節，是糜草的種子成熟時，可以採收來運用。靡草就是葶藶，其種子屬性「辛」、「寒」，剛好與節氣當下的「滿」、「熱」對應。滿有集中的意思，辛是散開。

葶藶子泡澡足浴保養心肺

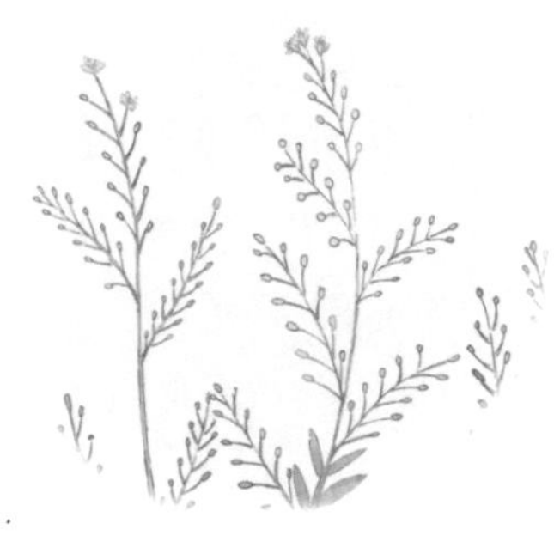

靡草就是葶藶，屬性「辛」、「寒」，可用來保養肺。

人體的肺也是屬於辛氣，容易燥熱，肺功能不佳者，可能會喘、悶或肺結核、肺癰、肺充血，如果要肺的燥氣發散，葶藶子就能派上用場，而「葶藶洩肺湯」（成分為：葶藶子、大棗）是重要的代表方，臨床上有些遇到至親突遭變故，傷心過度導致心衰的案例，也可以此方去調節心肺的功能，減少肺的燥氣，降低對藥物的依賴，可以有較好的生活品質。

受空污影響，一般人也可能出現胸悶或呼吸不順，作為養生，也可以葶藶子加水煮過後，用來泡澡或泡腳（用量就以自己的手抓一把的量），若工作環境中，粉塵多或是二氧化碳濃度高，或者要待在無塵室、錄音室，都可用此法來保養身體。

原來如此・室內空氣要循環也要換新的

很多人常待在密閉不通風的室內，光靠空調循環是不夠的，因為室內外的空氣沒有交換，二氧化碳濃度會變高，長時間下來，也會影響到睡眠或者有心慌感，或是出現肺燥、喘咳或發炎的問題。住宅若有安裝全熱交換器，可將室外空氣引進，替換掉室內二氧化碳，讓室內空氣更清新。

第3候 麥秋至

這裡麥秋至的麥，並不是一般澱粉類的小麥，而是富含胺基酸、蛋白質的「伏小麥」，這在藥材行很容易買到。

小滿時節，人的情緒也要溢出來的感覺，就像一杯滿的水，只要稍微動一下，水就會晃動，這時身體需要滋陰，需要蛋白質、胺基酸來滋陰，這時就適合使用伏小麥。

甘麥大棗湯鎮定心情

古代名方之一的甘麥大棗湯（成分包括：甘草、伏小麥、紅棗），正是以伏小麥為主，若有出現：尋衣摸床、憑空搓線，如神靈之所作的情況，就是指情緒低落，自我意識不清楚，沒有安全感或是有自閉症情況者，可用甘麥大棗湯，有鎮定心情的作用。

在日本，有些古老的寺廟也會提供甘麥大棗湯給前來參拜的民眾飲用。

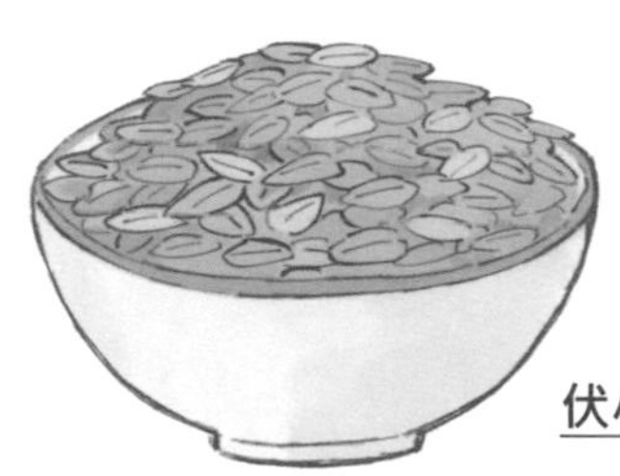

伏小麥富含胺基酸，可幫助身體滋陰。

TIPS

甘麥大棗湯養生茶水量可隨意

甘麥大棗湯的份量抓甘草 3 錢、伏小麥 3 錢、大棗 6 顆（紅棗要把核剝掉）。 藥材放入水中，滾了後轉中火，煮約 15 分鐘，可以六碗水煮成三碗，一天分三次服用，若只是作為養生，可加入較多的水，不用在意濃度，當作茶飲即可。

芒種

六月 5/6/7 日

先收穫再種植，破壞與修護要平衡

陽氣越來越強，但陰氣也開始有點苗頭了，
大自然的代謝加快，
我們新陳代謝也在加快中，
能量消耗比過去更大。

「芒種夏至天，走路要人家牽，牽的要人拉，拉的要人推」是指芒種天氣熱又濕氣重，走幾步路就覺得累，也因活動量大，負荷變重，也提醒別過度勞動或消耗體力！

芒種的說法，最早出自《周禮》中的「澤草所生，種之芒種」，這季節開始要種「芒」，就是麥子或穀物這類有芒的作物，「種」也代表種子，當然也可說是忙著耕種。

前一批作物要先收成，緊接著又要再種的季節，整體的意象若是對應身體的部分，代表體力的負荷比較大，新陳代謝速度也是很快的時候，包括呼吸、循環、心跳、能量消耗都變快。

大自然的代謝也快，所以空氣或環境中的濕氣比較重，是所有節氣中濕氣最重的階段。

但濕氣重不是因為下雨，因為有風就會燥，所以不見得下雨就會濕氣重，倒是陽光強而土地濕，水蒸氣會變多而濕氣重，而人也喝水多、汗多、呼氣也多，身體需要用到更多的水分，自然也積累較多，所以此時易水腫。

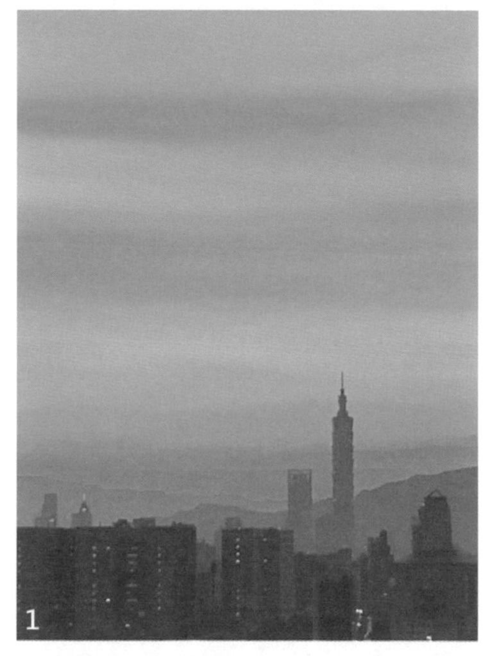

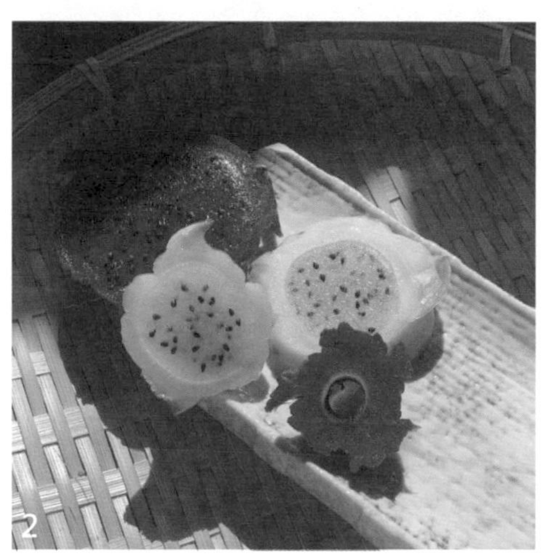

1. 大自然的代謝逐漸加快，日照逐漸增長。2. 芒種是所有節氣中濕氣最重的節日，我們對水分需求也相形更多。

【更多芒種節氣養生可線上聆聽】

節氣觀察室

某企業老闆，不到 50 歲，平常沒時間運動鍛鍊，但有時會騎騎自行車，有一次他在初夏時去參加鐵人三項比賽，回來之後全身痠痛，沒有發燒卻自覺發熱、怕冷，沒有出汗，稍走幾步路就覺昏沈，脈搏跳得快有力，但脈動節奏不明顯，之後就都躺在床上兩個禮拜，看醫生打點滴 ，但卻沒怎麼改善。

過度消耗引起身體發炎反應

這位老闆就是因為過度勞動，體內發炎了，身體的交感神經一直興奮，好像還在比賽中，一直在消耗，所以容易持續痠痛發熱，而怕冷沒有排汗，表示不需要將什麼排出體外，是自己內在因素引起，自律神經協調可能出現問題，所以建議喝烏梅湯來改善。

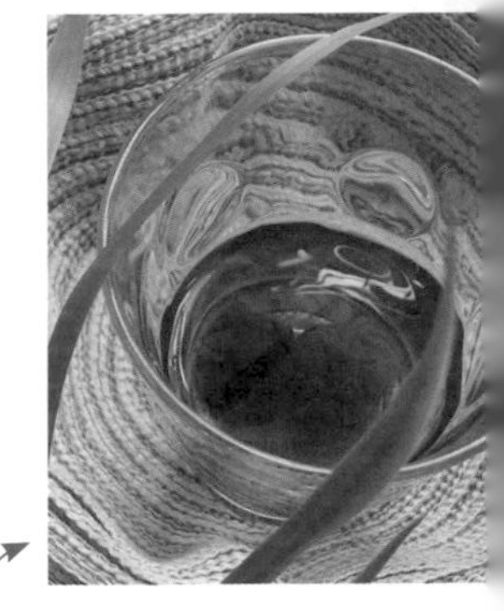

烏梅湯酸中帶甜，可去膩，生津消火氣。

喝烏梅湯生津斂火氣

遇到濕氣重的芒種，新陳代謝率又高，心火就旺，身體需要用的水變多，會消耗到更多津液，所以得收斂火氣，生養津液。烏梅湯是不錯的選擇，它的酸不但

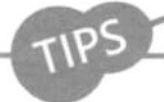

炭烏梅不能生津

烏梅 15 公克、白糖 3 公克 ，水煮滾後，以 500CC 的容量去沖泡，放保溫瓶，慢慢喝，一天喝三次。蜜餞烏梅、醋烏梅都可用，唯獨炭烏梅不能。因為它是用來除腸菌的。

能收斂，酸甜綜合時還會生津。湯中還加了白糖，身體快速得到葡萄糖後，人就會放鬆想睡覺，緩解肌肉緊張，讓副交感活躍。

這位企業老闆只喝了 3 次，到第二天晚上，症狀改善緩解不少了。

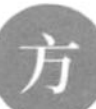

運動先破壞，再用飲食修補身體機制

芒種節氣，運動與營養補足的平衡做好，此時反而可以改善體能，記得要先適度運動，破壞之後再透過烏梅湯來修護，可強化身體，就像蜜香紅茶的葉子被蟲咬了後，反而產生蜜的機制。

平常若是心跳較慢，講話有氣無力的人，這時去跑跑步運動或曬曬太陽，回來後再喝點烏梅汁，有鍛鍊也有補足營養，這與芒種節氣「先收穫再種植」的意象相呼應，對身體的補強有很大的功效

原來如此．副交感神經幫身體放鬆

自律神經的組成有「交感神經」與「副交感神經」，兩者作用通常是相反的，會配合身體狀況自動互相調節。

「交感神經」會促進心跳加速、血壓上升、呼吸變快、興奮；「副交感神經」則讓心跳變緩、血壓下降、呼吸變緩、放鬆。

節氣好生活

芒種三候・排毒降火補心氣

陰氣初生，也要注意火氣大。養生關鍵要能滋陰補陽，心氣與心火兩俱足。

第1候 螳螂生

芒種時節大地的陽氣收穫了，而新種到土裡的，則是代表陰氣初生了，開始要收斂。在本草藥學中認為螳螂屬陰，它的卵孵化的條件會在土地濕度夠，陽氣充足，也有陰氣出來的時候，也因爲抱卵關係，所以看起來不動，與陰氣的意象呼應。古人認為有陰氣代表有毒，提醒著這時身體要排毒。

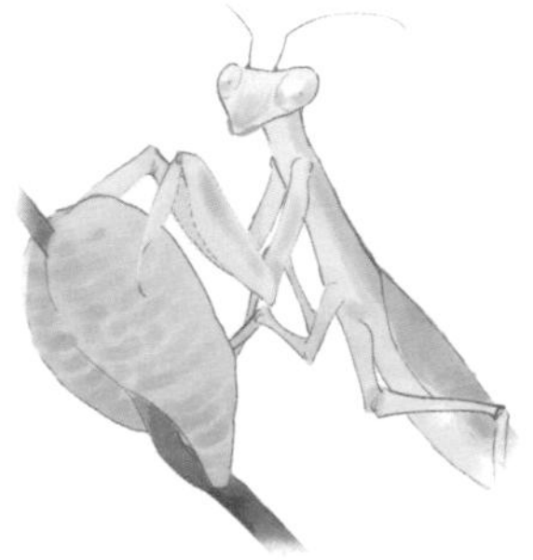

螳螂躲在陰涼處，代表心靜自然涼。

綠豆水冷藏解涼性毒

螳螂在孕育下一代，身體顏色會更綠，古人聯想到泡綠豆水來喝。古法是以綠豆泡井水，拿去曬太陽，到晚上再放到井裡，再泡一晚，隔天再取出。現在只要用煮開的水去沖泡一天後，再放入冰箱即可。注意，綠豆水只是攝取綠豆殼的成分，涼性屬陰，可解食物或植物中偏向涼性的毒；綠豆黃屬陽，溫性，解的是熱毒，所以芒種是泡綠豆水而不是吃綠豆湯喔！

TIPS

綠豆水寒涼一天限喝三次

綠豆水屬性寒涼，不見得適合所有人，且現代人不太動，天天吹冷氣，陰氣已經過多，所以一斤綠豆泡出來的水， 一天喝三次就可以，不宜喝太多。

第2候 鵙始鳴

鵙就是伯勞鳥，兇猛，屬性陽，因為牠棲息在樹上，代表陰氣又往上了一些。感受到陰氣的伯勞，因為不舒服，特別容易叫，很吵。到了芒種，花少了、蝴蝶此時也變少了，對鳥類來說食物相形減少，便會引起爭奪，得用鳴叫來爭地盤，代表火氣真的很大了，所以此時也有「苦夏」之稱。

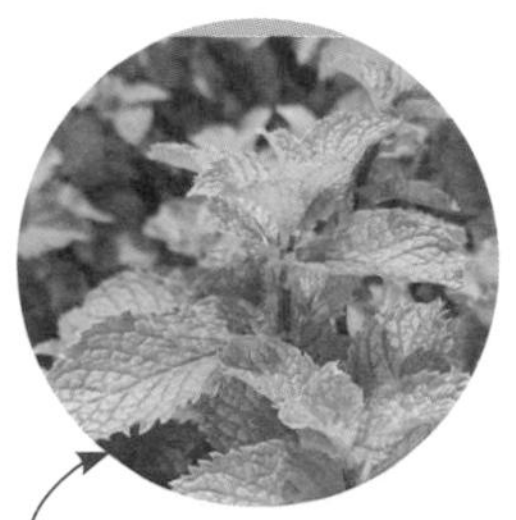
可以用薄荷精油或乾燥的薄荷做成香包，用聞的緩和夏季火氣。

苦夏是指暑熱難耐，導致食慾不振，身體容易疲乏的現象。

薄荷辛香料解苦夏之火

這時的養生，需要些苦味，但不一定用吃的。要想獲得苦味又要清涼的效果，例如：薄荷、檸檬、香茅都很適合，本身都是苦味，但聞起來是涼的，可以用聞香或配戴香包的方式，或是在枕頭內或香包塞著乾的香茅或薄荷，也可用純精油滴在泡澡水或香氛運用，以這樣的方式來解除苦夏之苦。

伯勞鳥啾啾啼鳴，代表芒種火氣比過去更上揚了，隨時衝到緊繃線。

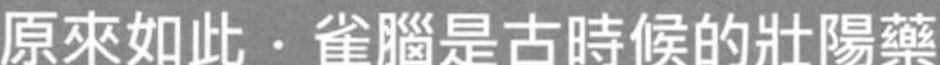

原來如此．雀腦是古時候的壯陽藥

古代有種藥材叫做雀腦，就是伯勞的腦下垂體做成，有人會用來壯陽，但是伯勞火氣太旺太過了，不建議食用！況且古時這種製藥手法，不宜用在現代，可是會危害生態，更不建議用它。

第3候 反舌無聲

反舌是會學你說話，類似八哥的九官鳥。原本愛學話的鳥，到了這時節反而不太出聲，會站在樹的頂，表示陰氣來到最上面，為了要跟陰氣結合，所以陽氣要更極致，彼此的氣都要足，才能達到陰陽交會。

陰氣變高，陽氣得跟著回補平衡

自然界對陰陽變化，相當敏感，好比花朵凋萎了、樹皮乾燥，青苔也開始剝落，皺褶變多就是陰氣的展現，但溫度濕度沒變，表示陽氣如故。

又例如梅子樹還是綠的，但梅子卻越來越黃，而且是由下往上，代表陰氣越來越高，古人認為需要有個力量與之結合與吸收。

一點梅子、一點香氣補腦補心氣

也因為外在環境逐漸變化，此時難免想法多、思慮多，心氣消耗跟著變多。心氣就是我們大腦的想像與活動力，所以要補腦、補心氣，可用香氣來補。

香可觸發想法，可讓大腦活躍，但也需要身體的神經原維他命 B1、B2、B12，這些維他命需要肝臟來調配或是合成，因此要收斂肝氣，讓血液回到肝臟做好工作。

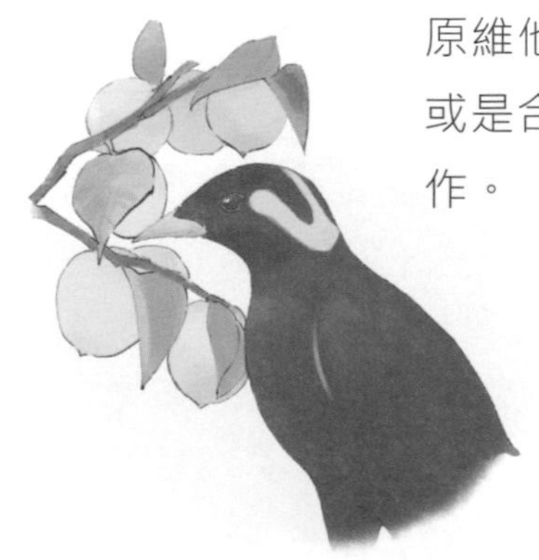

九官鳥站上樹頂，陰氣更極致了，那陽氣呢？也得更充足才能平衡。

春天養肝要吃甘味食物，芒種節令適合來點酸，喝梅子湯或吃些梅子都是迎合時令做法。不過我比較推薦烏梅。

一般梅子只能生津，烏梅因為是黑色，所以又能斂火生津，當心火過旺時，會將心氣釋放出去。

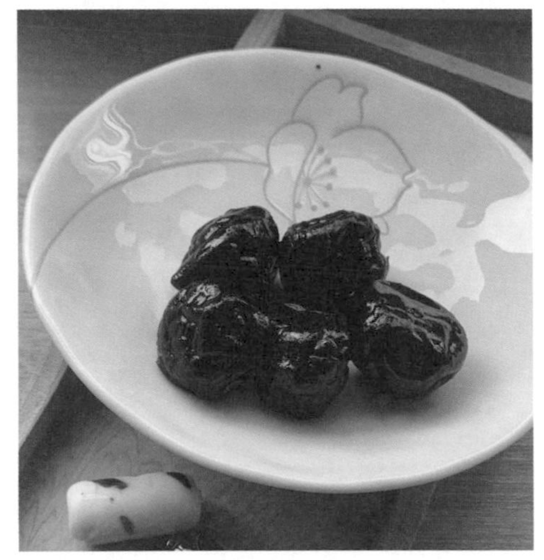

烏梅有助生養津液，也能收斂肝氣，將心氣釋放。

原來如此．宅男宅女症起因心火旺、心氣不足

大腦的思考，若是胡思亂想，想很多但想不通，就會心火旺，心氣不足，可是會出現「宅男宅女症」！

現代很多年輕人經常沉浸在漫畫、遊戲二次元世界，過程單調耗腦力卻無建設性，空想卻沒有創作力，長久下來，易缺乏心氣與智慧。這類人會出現舌苔變黃，舌頭中間灰灰黑黑的，代表心智活躍不足，有些人的舌頭胖胖的，舌緣還會有齒痕，暗示身體的反應也較遲緩。

阿宅們常會說容易口渴、神昏、自覺煩熱容易無精打采，就是心火旺表現，甚至出現自言自語行為。我們可以自我檢查一下，舌頭得要紅潤通透，而且要細，才是聰明之象。

這時候，可降火補心氣的烏梅湯就可派上用場，喝了以後會比較有精神，但大約只有兩個小時左右的效果，真正要解決問題，別又沈浸在自己的世界，最好找個目標或事情去做吧！

夏至

六月 20/21/22 日

萬物繁茂到極致，力求心靜自然涼

夏是指「大」，至就是「極致」。字義點出「萬物繁茂，興奮到極致」，雖陽極則陰生，但此時陽強陰弱，勢力相當懸殊，所以夏至養生別讓陽氣過旺，陰氣受損。

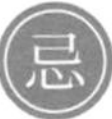

夏至熱氣過多易燥，陽強陰弱，會有發炎現象，會反映在身體帶有陰氣的點，例如含有水分的黏膜、鼻腔、口腔與眼睛，嚴重時還會嘴破，得避免陽氣過旺，降火清熱。

夏至是古代最早確定的節氣，因為變化最明顯，白天最長，晚上最短；白天的陽光熱氣最強，屬陽的極致，相對陰氣開始滋生。

這天正午看不到影子很驚人，古人因經常在戶外走動，很習慣立體的視覺，當石頭與樹的影子都看不到了，整體視覺變得不太現實，因為缺了陰影沒有立體感，外在環境刺激多，感受會比較豐富，但又因天氣熱，加上缺影子，會產生違和感，覺得有些暈也容易胡思亂想。

為什麼天熱時，古人盡量躲陰涼處休息，泡泡茶聊聊天，原因便在於此。所以說夏至也是最有故事、有想法、有創意的時節，聊天嗑牙聊出奇聞來。

不過夏至熱氣過多易燥，火氣一出來，對身體的影響，就是會有發炎現象，出現在黏膜上，因為夏到了極至，會有陰氣產生，而身體帶有陰氣的點，就是含有水分的黏膜，例如鼻腔、口腔、眼睛等會有不適感，嚴重時還會嘴破。

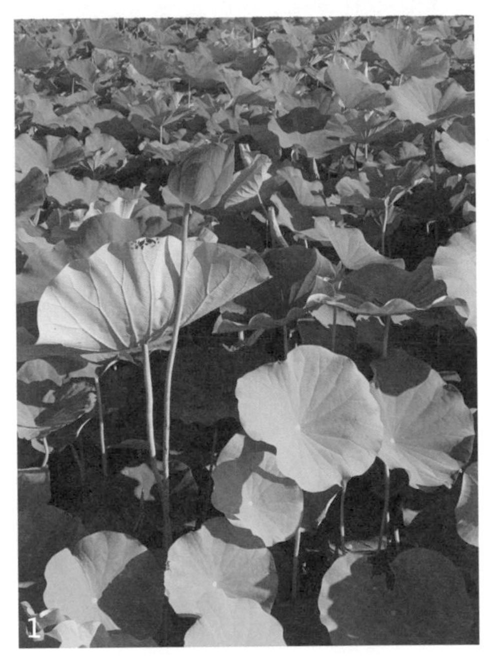

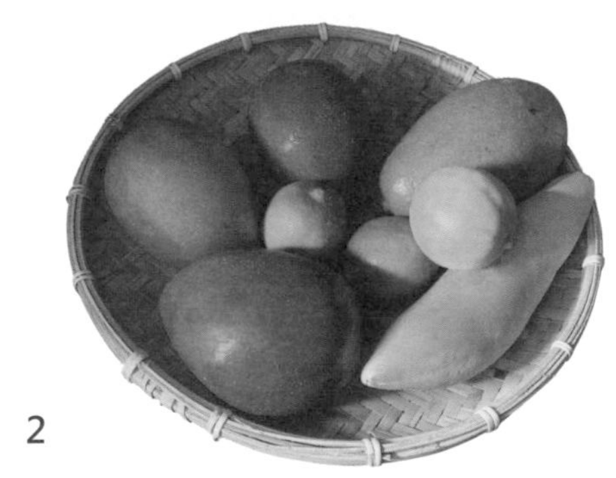

1. 夏荷，最能代表夏季的植物。2. 夏天，讓你想到哪種當季水果？除西瓜，自然是果香四溢，口口香甜的芒果。

節氣觀察室

董博士在 20 年前，剛從西醫領域轉入漢方界，跟著教授在學習。教授原本是外科醫生，後來主攻漢方，退休後住在英國威爾斯，專治疑難雜症。

當時正逢夏天，有位英國男士來求診，他的眼睛很紅，喉嚨常痛，聲音沙啞，時常覺得肚子痛，看東西也不清楚。他喜歡喝冰啤酒，而且要喝很冰很冰的啤酒才會舒服。看過多位醫師，說法不一，被英國的大醫院診斷為貝塞施症（免役系統的疾病），使用過免疫療法，竟沒有太大改善，董博的教授提醒他要特別觀察「這就是狐惑症，臨床上兩者容易會被混肴」。

火氣大容易讓身體發炎

《金匱要略》中記載的雜病案例，有提到夏至容易出現狐惑症。難道中醫也有聊齋？！其實和鄉野奇譚無關，而是出現不明原因的火氣大、嘴巴破，喉嚨腫脹，說不出聲音，也有眼睛不舒服的，就是「惑症」，這是上半身的發炎。若是發炎在生殖系統、尿道或陰道，就是「狐症」，屬於下半身的發炎，以女性較多。狐惑症在全世界都很有名，多個國家都有這

果糖吃多會滋陰過度引誘生病

果糖屬大燥大熱的有機化合物，吃多了容易滋陰過度，陰氣重易生病。之前在冬天時可能已經補到臨界點了，一到夏至，大地的熱氣就等同於大補，一下子就變成補過頭，就容易發作！

樣的情形，尤其以溫帶國家較多。

甘草瀉心湯泡澡泡腳降胃火

從傳統醫學來治療狐惑症，認為「病在心」。心是中醫臟腑學名詞，就是現代生理學的胃，也就是熱氣在胃，吃得比較補，成分比較複雜的有機化合物若吃多了，容易讓黏膜發炎，意即大燥大熱的食物會促使黏膜出現發炎的狀況。

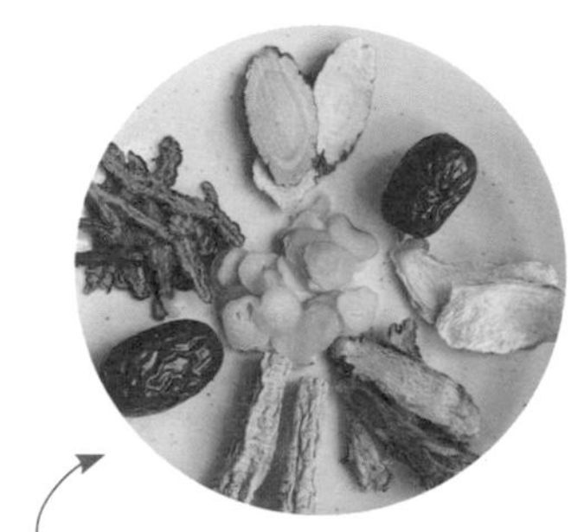
甘草瀉心湯。

當時董博的教授是以「甘草瀉心湯」治好這男子的症狀，此方以甘草、半夏為主，請注意若是治療用，必須要醫生診斷來調配精準的劑量，但若只是養生用，可在夏至時節，買科學中藥來泡澡或泡腳，以藥罐上標示的一天所需的份量，先用熱水沖泡藥粉，攪拌後倒進洗澡水，但水不要太熱，也不能太冷，比體溫略高就好。

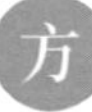
生活良方

多喝水多尿降低發炎

天熱，水分容易蒸散，身體為了盡量將水分留住，可能會有較多雜質，易造成身體過敏的成分也跟著留下來，此時要多喝水，如何判斷喝水喝得夠。就是尿液的顏色為透明就好。這樣不流失津液，比較不會出現胃火，降低發炎的情況。

節氣好生活

夏至三候．容易失眠要降火養心

陰陽彼此勢力仍舊懸殊，陽氣相當旺盛，得護好陰氣別讓它受損，要安神，讓胃減少胃火，就能減少發炎。

第1候 鹿角解

鹿茸是陽物的代表，陽氣到極致時會自然脫落，此時收成的鹿角品質是最好的，陽氣非常旺盛，進補效果最好。鹿角的脫落原理，要先充血飽滿之後，積在這裡邊變成瘀血，組織缺氧後就脫落了，所以也用鹿茸來暗喻表示，此時節人也容易瘀血。

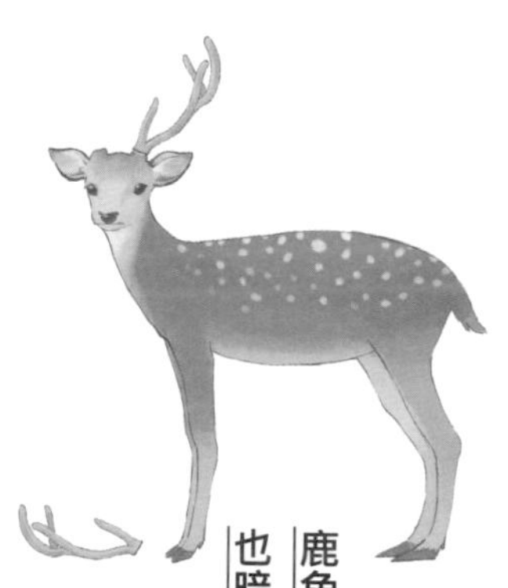

鹿角陽氣到了極致，便會脫落，品質最佳，也暗喻此時節人也容易瘀血。

植物也有類似的現象，此時流失水分比吸收得快，很多礦物質微量元素還來不及被吸收，就被塞在管子，就出現類似瘀血的反應，容易凋萎，所以有些植物在早上還很挺拔，但午後就蔫了。

山楂茶去淤開胃

透過自然界的現象，反映出人體也會面臨同樣狀況，水分流失快，血液濃度高，受到熱氣的刺激，血小板易增生易凝結，血液就黏稠，反而容易栓塞。所以要補充足夠的水，就能降低血液的濃度，但光喝水無法清淤，此時可用烏梅（或酸梅）加上山楂、菊花，煮成山楂茶來喝，除了可清熱解毒、祛瘀通經活絡之外，還能開胃，讓胃氣流通。

原來如此．山楂治癒了楊貴妃消化問題

前段文字提到山楂可加烏梅、菊花煮成茶喝，因烏梅可補心氣，讓反應比較敏感，菊花能將血液裡的氧化物中和掉，類似解熱清毒的概念。

但此處的養生茶的運用，山楂是主角，它有疏通的作用，可讓血小板凝結變慢，還可降血脂 ，血液的流通自然變好。

而山楂有健脾消食的作用，傳說裡楊貴妃正是見證者，三千寵愛集一身的她，曾因為肚子脹痛、大便泄瀉、不思飲食而所苦，讓唐明皇相當不捨，宮內御醫用盡方法，就是沒有起色，後來有位道士自薦進宮診治，建議「棠毬子十枚，紅糖三錢，熬汁飲服，日三次。」不到半個月，貴妃的病就好了。

棠毬子就是山楂，山楂的成分可增進胃液與膽汁的分泌，幫助消化，對於吃太多、腹脹、消化不良者很有助益，但脾胃虛寒者不可多食。

有些人用餐時間短，吃得急，或是剛吃完就得忙工作，覺得肚子悶悶的，消化不良，有個方法不挑體質，先坐正，手自然放置在大腿上，從大腿根部到膝蓋處的部位，這裡是脾胃的反射點，輕輕搥打約 2 至 3 分鐘，直到打嗝就可以停止。

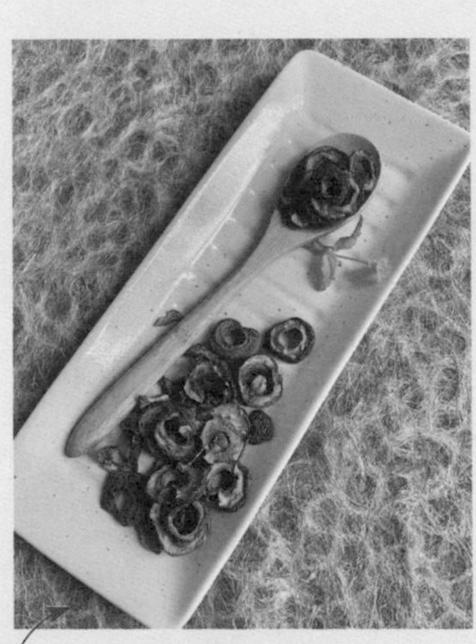

山楂有助健脾消食。

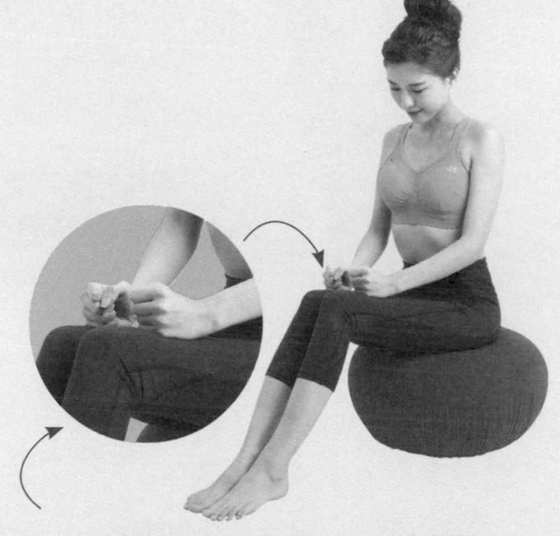

敲打大腿可以幫助消化。（圖片來源／《一天只要 1 次，胸椎運動救悶痛》）

第2候 蟬始鳴

骨骼在外的蟬，對聲音很敏感，蟬的幼蟲住在土裡很久，它是純陰之物，等到盛陽就是夏至的頂點，陽氣到極致時，才會感受到陽氣而蛻變，也類比於陽極而陰生的概念。

冬瓜、露水滋陰清熱

蟬出來後，會不斷吸收露水，生命短暫的蟬，極陰的它遇到盛陽時會有燒灼感，所以需要露水來清熱解毒。露水是凝結陰氣之物，是土壤的水蒸氣凝節到葉面上，所以對去痘痘有幫助，例如絲瓜露。絲瓜在有露水時採取最能滋陰，而皮膚屬陰。

冬瓜也是夏天盛產食材，冬瓜要吸收地陰，也就是礦物質，也將水分留住並且長成大瓜，也表示它的陰氣很多，所以夏至喝冬瓜茶，以清熱解毒概念來養生。

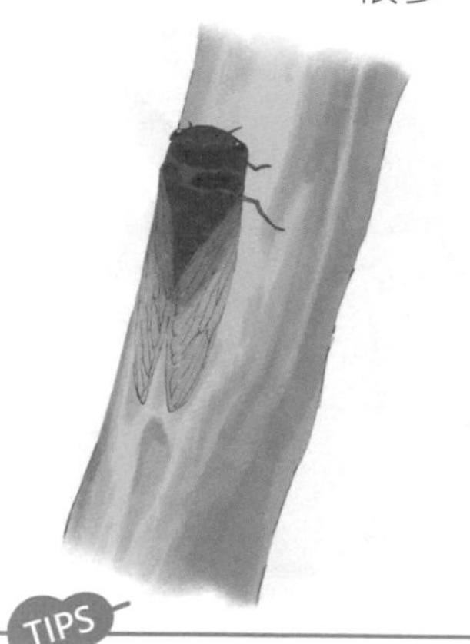

蟬是極陰之物，
遇到盛陽會需要涼性的露水來清熱解毒。

TIPS

冬瓜茶要用赤藻糖好解毒

冬瓜露茶雖好，以前是用糖蜜煉製，是多醣，但現在大多用白糖，砂糖是單醣，有毒性，所以可改成赤藻糖。糖蜜有纖維質可吸附雜質可解毒，冬瓜可清熱，加上糖蜜或赤藻糖或羅漢果糖煉製就有解毒功能。

第3候 半夏生

半夏有毒性，要買炙過的，別擅自採來用。它是陽性植物，所以喜陰，在陰氣出來時開始成長。身體的器官像是心臟喜歡陽氣，此階段陰氣開始出來，所以陽氣也就是心氣，心臟開始有負荷，晚上呢？會容易多想導致失眠。

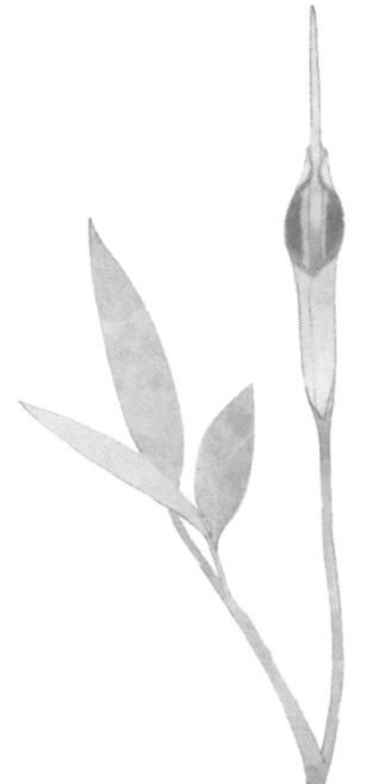

陽性植物，半夏，喜陰，在陰氣出來時開始成長。

半夏瀉心湯降胃火能助眠

易經中「明夷」的卦象，從光明變成晦暗，陽氣過旺，只要有一點陰氣出來就有刺激，好比熱鍋上有一滴水，馬上有爆裂聲，養生的要點在於不希望陽氣過旺，陰氣受損，所以要降胃火，要用半夏瀉心湯。

陽性的半夏感陰而生，屬陽的胃卻又在屬陰的身體核心，也是陽在陰中間的意象，所以才用半夏來滋養。半夏有生物鹼可清熱祛瘀防栓塞，能將胃部殘留的細菌病毒殺滅，也能刺激腸胃，分泌較多黏液，造成泄下，可將不好物質排出，可清胃火，刺激性也會減少，新陳代謝也會慢下來，比較能放鬆。

半夏可以瀉心火，但有毒性，要買經過處理的才行。

半夏瀉心湯煮茶安神

為了安神，避免思緒過多，緩解夏日失眠，建議買「半夏瀉心湯」的生藥一帖，加入 5 到 6 公升的水，煮成一大鍋冰起來，因為要直接作用在腸胃，所以就要直接用喝的，通用可稀釋到沒有藥味，當養生茶喝。有位修行者，到了夏至有時容易走火入魔感，就喝點半夏瀉心湯，心也清明多了。

小暑

七月⑥/⑦/⑧日

暑氣的主場，食新滋陰最養生

暑氣更為充足，陰氣也開始增強，
好的陽氣要跟好的陰氣合作，
不是兩相對抗，又或好的陽跟到壞的陰氣，
只會一起興風作浪。

 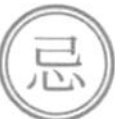

小暑適合「食新」，用金銀花與竹葉心來泡茶，來調節免疫。古方是以金銀花、竹葉心與蓮子心來泡食新湯，但現代人陰氣過多，可免用蓮子心。

其實從夏至開始，就已經進入暑氣的專場了，但夏至時，還能以熱養身，因為陰氣才剛出來比較不會影響到陽氣，但到了小暑階段，氣屬於比較充實的狀態，這時的熱就會成為毒害，比較普遍常見的就是丹毒、熱毒、中暑等等。

毒害從哪來？陽氣陰氣也有好壞之分，好的陰氣與好的陽氣，兩者調和對健康有助，但若是加入另一個不好的陰氣，好的陰氣被消掉了，好的陽氣跟著壞的陰氣（外邪）一起做亂。當外面的陽氣與陰氣都很旺盛，進入體內後，促進身體陽氣旺盛，但外來的陰氣卻會壓抑體內好的陰氣，所以變成毒害。

先前節氣的熱氣強，陰氣沒有力道，不會造成傷害，但是到了小暑，陰氣也開始增強，試想兩個都強壯的人，一有不合，互不相讓，難免造成衝突，這時熱氣陰氣相撞擊，就像在冷氣房與戶外進進出出，自律神經容易失調，毛細孔開闔不正常，體溫調節辛苦，正邪交征互不相讓，陽氣會受損。所以陰與陽要合作而不是對抗。

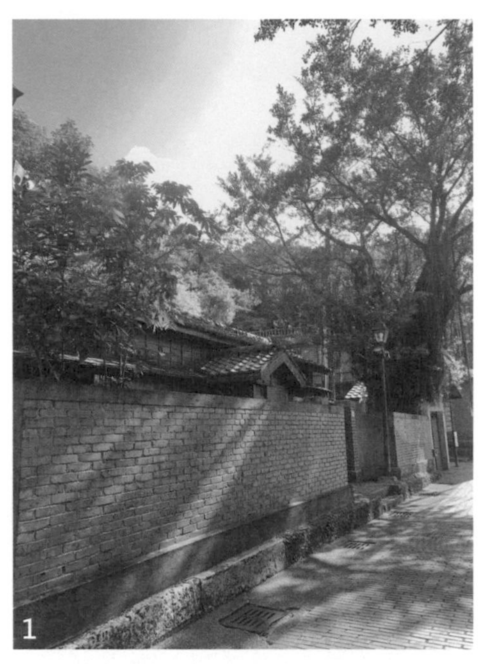

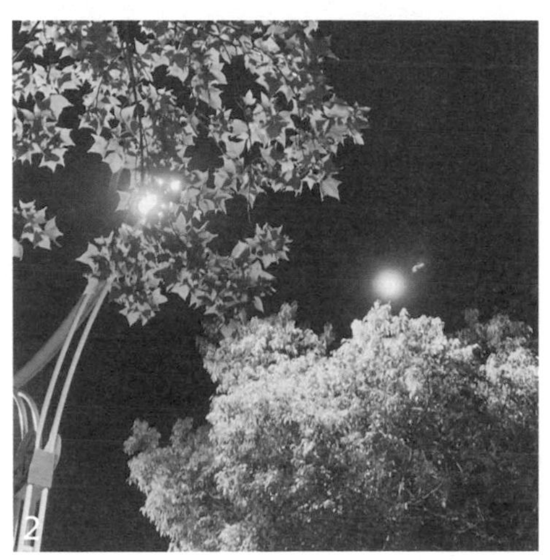

1. 夏至可以以熱養身，但到了小暑，熱會變成毒害，也就是中暑。2. 小暑的熱氣連夜晚都覺得不平靜，風吹來，皮膚甚感黏膩。

節氣觀察室

某中年女性經常去爬山，但有一回不慎有了小傷口，那時就是在夏天，起初不在意，沒想到過一陣子，傷口不但沒有癒合，反而潰爛，就醫多次，醫生的抗生素愈用愈重，依舊沒效！每週都得去刮掉爛肉，情況更形嚴重，甚至部分肌肉都被細菌吃掉，經過了7、8年，骨頭都已經有部分露出，苦不堪言。她就是屬於丹毒的現象。

小暑因為暑氣會讓傷口難癒

小暑節氣容易出現的熱毒，就是濕疹、玫瑰疹、皮膚病，嚴重後會變成丹毒，這是細菌感染後，免疫無法壓抑，所以生瘡潰爛。小暑若出現傷口，因為有暑氣所以不易好，容易化膿而且會拖很久！外加溫度濕度，會讓病毒活性高，繁殖力比較強，當活躍的病毒進入身體後，因為這時陽氣旺盛，因此身體循環快，新陳代謝也快，兩個都很快，結合在一起就不得了。

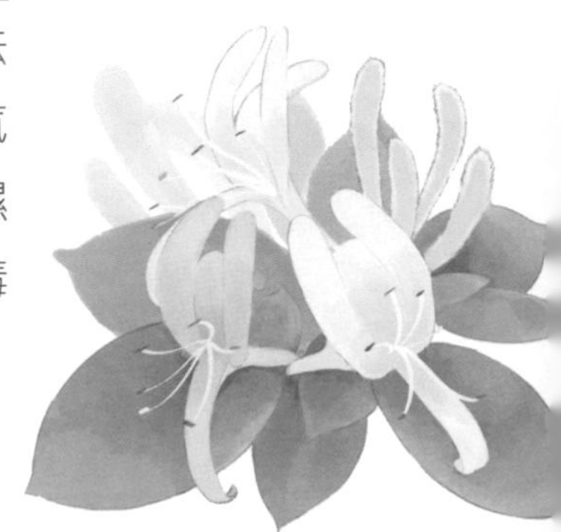

金銀花可提升陰氣。

天然抗生素金銀花提升好陰氣

丹毒的對應之道就是滋陰，提升好的陰氣，可用金銀

新鮮金銀花可煮粥

新鮮的金銀花跟乾燥比起來，效果更好，可泡茶、煮粥、煮湯。如果沒有鮮採的，也可用乾燥的，就用來敷或泡。

花（忍冬花）內服或泡腳，金銀花會活化免疫細胞，有很強的抗菌抗毒性，類似天然的抗生素，不會出現抗藥性，金銀花進入身體，可讓原來馴化的病毒或抗體活化，讓好的陰氣增長。

金銀花熬煮後，用化妝棉吸附，敷在傷口，也可用乾燥的花打成粉敷傷口，此花的香氣有除臭性，有助去除潰爛傷口的臭味，後來她的情況漸好轉了。

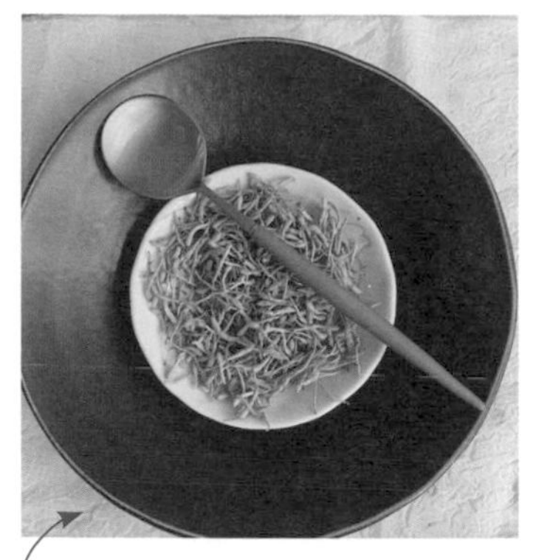

金銀花新鮮的或乾燥，各有用途，是很好的大然抗生素。

洋車前子粉與椰子粉 1 比 1 泡水

遇到天氣太熱，食慾不振，如果吃太多醣值高的食物反而有更多火氣。所以可用洋車前子粉跟椰子粉，一比一混合之後，用熱水沖泡攪拌，稱為伏麵，蓮藕粉也可以，但要真的天然的藕粉，因為醣值也很低。

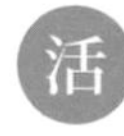

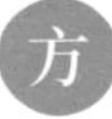

薄荷也有活化免疫力效果

薄荷也有類似的效果，但效果比較沒那麼強，還是金銀花比較夠力。有傷口先用透氣膠布，人工皮膚之類，將傷口貼起來，可簡單消毒，可用生理食鹽水沖洗，再用透氣膠布隔絕，這樣就容易好，不會惡化，但不適合用雙氧水，會連免疫細胞都消掉。

節氣 好生活

小暑三候·滋養陰氣調節免疫力

除了清新解暑，要留意火氣過旺，也要滋養好的陰氣，來點鰻魚、瓜類、豆芽就對了。

第1候 溫風至

熱風讓汗水流失，所以人容易乾燥，汗水也是陰氣的一種，流了汗，陰氣也會流失，體力也容易消耗，所以要滋陰。

滋陰需要礦物質、蛋白質，還要能抓住水分的成分，例如膠原之類。鰻魚、鱔魚、泥鰍富含膠質，熱會讓膠原分解，所以此時適合吃鰻魚、鱔魚，透過營養補充來恢復健康。

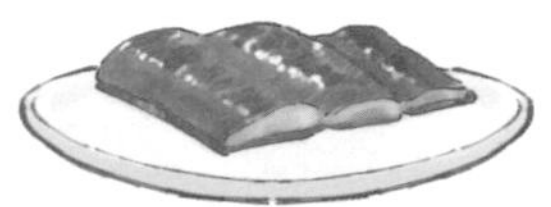

溫風至，得滋陰養生，多吃膠原蛋白。

鰻魚有豐富 B 群能養肝

而且牠們也含有豐富的 B 群，可讓肝功能活化或減輕肝的負擔。古人不見得有營養學概念， 但為什麼會知道這原理？因為這些魚生長在泥裡，而淤泥來自樹葉腐化而成，所以屬性為木，木與肝對應，所以為了養肝就會去吃這些魚。

日本人會吃鰻魚飯來消暑，鰻魚可是營養滿點。

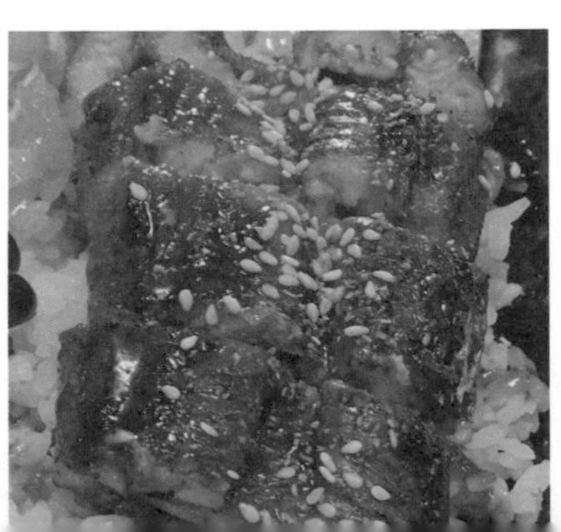

第2候 蟋蟀居宇

蟋蟀熱到從野外跑到人的住家屋簷下或角落來避暑。此時連土都熱得令人受不了。表示陽氣已經帶有火氣了。陽氣雖熱，但還帶有水蒸氣，有火氣已經沒有水氣，只剩熱氣。

火氣大，就易流鼻血，因為黏膜比較乾燥，但現代人因為陰氣比較重，吃得好又不太動，時時都在滋陰，較沒有流鼻血問題。如果常流鼻血，就要滋陰，以綠豆芽湯（豆芽菜）來入菜或煮湯，因為豆芽有生長激素，是一種酵素，會讓免疫比較興奮，用補充的方式去提升。

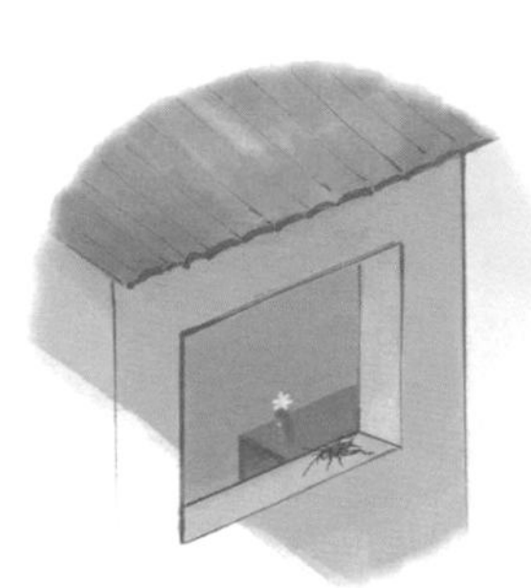

溫風至，得滋陰養生，多吃膠原蛋白。

第3候 鷹始鷙

老鷹熱到得振翅高飛來避熱，這時火氣已經從體內發出來了，身體的陽氣過旺，新陳代謝率變高，這時要多喝水，也要補充有機礦物質，將水分留住，所以小黃瓜、大黃瓜、冬瓜都適合，但西瓜、哈密瓜的醣值高，反而帶有火氣，容易產生陰火，就像要用有油的冰塊來滅火，適得其反。

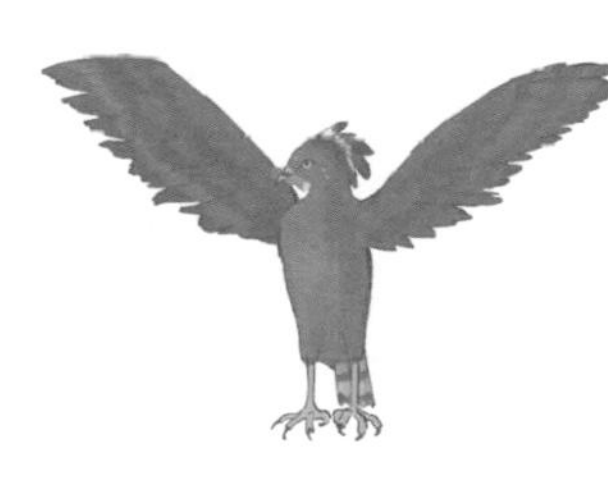

老鷹熱到展翅高飛，表示陽氣過旺，身體得多補水，避免流失。

原來如此．看辣妹流鼻血是陰火

看到辣妹會流鼻血，那是腎上腺素激增，性腺亢進造成，古代稱之為邪火或陰火，這是身體的賀爾蒙刺激而引起的興奮，導致火氣旺盛，而不是黏膜引起的問題。

大暑

七月 22/23/24 日

避伏酷暑，冬病夏治的黃金期

環境的火氣來到極致，可善用火氣來幫助身體。從小暑到大暑，立秋到處暑節氣，陽氣最旺，也就是三伏的階段，可以靠三伏貼來改善體質。

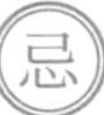

注意熱傷害，別以為在戶外會中暑，窩在冷氣房也會！炎夏時，要進冷氣房前，先圍個圍巾，進來後喝一杯熱水，冷氣就比較不會讓血管收縮，也可避免陰暑的危害。

大暑，太陽大約在黃經 120 度，在北半球軌道中央位置，陽光猛烈，照射最直接，也是一年中最熱的時節，感覺連柏油路彷彿都快要被融化，有種海市蜃樓的情境。

古人以五行來區分環境的因素，夏天屬火，火旺克金，但金可成器。人體的金就是肺，此時潮濕又悶熱，可利用環境的火氣來幫助身體，趁機好好鍛鍊肺與呼吸系統。

因為刀用久了會鈍，肺經過多年消耗，難免有缺損或老化部分，最好趁此時讓金氣「發散」出來，讓肺部功能恢復正常。

發散就是讓體內的熱或水分往表皮蒸散。例如薑的成分進入身體，會讓靜脈擴張但不會引起動脈收縮，微血管的血液比較充實，血液能跑到末梢就能發散。這也是為何傳統醫學要選在天氣最熱的時節，使用三伏貼來改善體質。

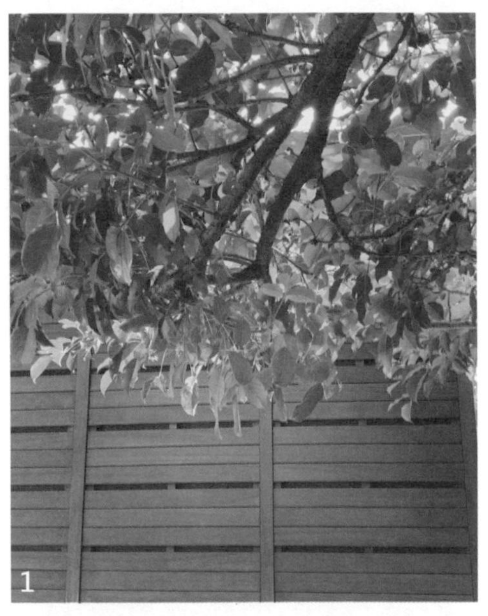

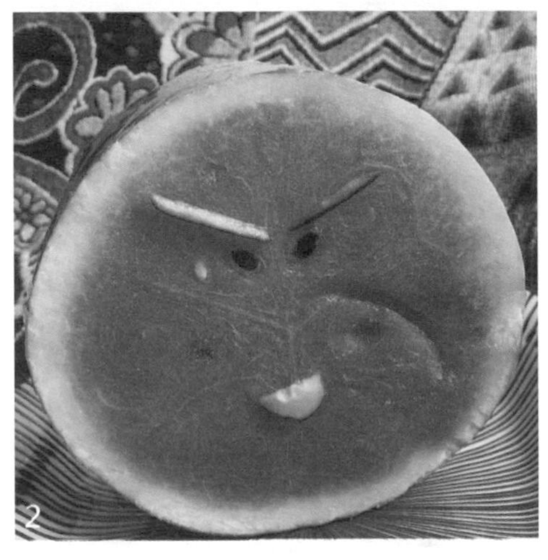

1. 熱氣蒸騰的大暑，會令人想在大樹下乘涼避暑，不過大都會城市這福利會減少許多。2. 熱氣橫生的夏天，難免心火湧上頭，像到處放火似的，說話口氣跟著變很衝，吃點瓜讓身體偷個清涼。

【更多大暑節氣養生可線上聆聽】

節氣觀察室

老一輩總交代夏天炎熱，能不往外跑就不往外，避免成為中暑的受害者。不過中暑也有分類，陽暑和陰暑的緩解方法各有不同。

陽暑，補水降溫

陽暑是指熱到調溫機制當機，身體水分津液因熱快速流失，直接造成熱傷害，伴隨著低燒，身體沈重會出虛汗。正常的汗水是顆粒狀，含有代謝物與一點油脂，但虛汗是因為毛孔閉鎖，水分是滲透出來的，流失的就只有水分，感覺一片濕濕的，沒有顆粒。

嚴重者造成熱衰竭、痙攣、抽搐。所以陽暑風險大，預防之道就是適度補充水分以及防曬。

陰暑，毛孔開闔功能失調

人體核心溫度要透過血液送到末梢，再透過毛孔的蒸散，將熱排出，可是毛孔打開，變成冷空氣跑進來，毛孔閉鎖，身體的熱排不出去，就會發高燒，皮下血管也收縮的厲害，甚至影響腸道收縮，導致拉肚子，全身痠痛噁心，這就是陰暑。

有的人夜間在外睡或運動後沖冷水，或是很熱時喝了大量冰水，就會形成陰暑，最後容易變成慢性病。

特別是從戶外進入室內，進出冷熱溫差大的空間，毛孔不知該如何處理，乾脆開著；即使都在冷氣房，外在光線的視覺或是細胞對夏季的記憶，都會讓身體意識到熱，大暑時節更加明顯，基因的記憶會認為現在是酷暑，傳輸錯誤的冷空氣訊息，讓陰暑機率大增。

用風洗澡散發核心溫度

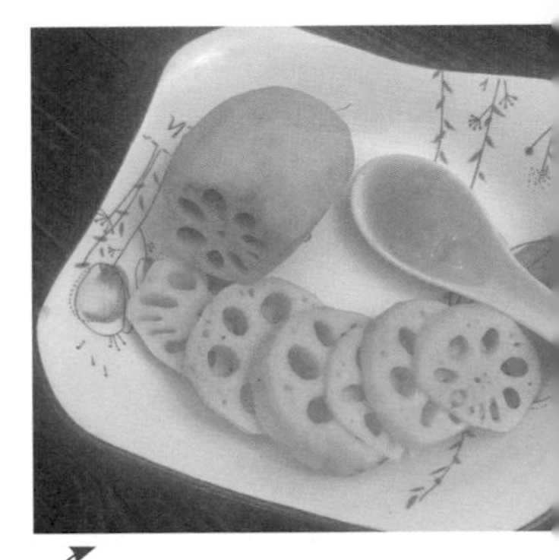

吃蓮藕粉可以抗暑氣，減少食慾不振。

想排除陰暑，得將身體核心溫度散發出來，毛孔恢復原來的收縮，末梢血液循環也要恢復正常。道家有個很古老的療法，用風來洗澡。

要在通風的環境，不能吹冷氣，用一條能包覆身體的大毛巾，裸上身，用毛巾包緊身體後再打開，之後再包覆，很像蝙蝠的動作，反覆數次，直到身體發熱流汗，再去沖個熱水澡，就完成了。

這麼一來不但能將暑氣袪除，帶走濕氣，還可刺激毛孔收縮正常開闔。

原來如此．養肺可幫毛孔調節呼吸

冬病夏治的概念主要是在肺的部分。因為肺在冬天較常出問題，皮膚也有呼吸，調節溫度水分的功能，能將身體的熱量與水分蒸散，若是毛孔閉鎖，全靠肺工作，肺會很辛苦，容易氣喘或是呼吸道過敏問題。若火氣夠重，會將我們的毛孔強制打開，毛孔像個囊，裡面有點水分，若夠熱就會像火山爆發衝出，這時配合發散藥物，再配合三伏貼，保健效果好。

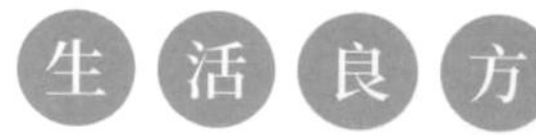

藥草浴三伏貼，調養呼吸系統

冬天呼吸系統功能不佳，可在三伏天來鍛鍊，這不只是東方人才有的做法，西方人也會。三伏階段正是天狼星（天狗星）出現時期，希臘人會用「dog days」來形容此時是一年最熱階段， 義大利或希臘有大浴場，有人會用一束藥草，有薄荷、細辛之類的藥草，來拍打背部與肩胛骨這個部位，用熱氣蒸一蒸，再用水沖掉後，原本的高溫悶熱感變得清爽。

印度的阿育吠陀也有類似手法，用油來搓背搓出污垢，也有同樣作用。印尼皇室在三伏天會在背部敷藥泥，有皮膚病或是過敏性鼻炎的都適用。

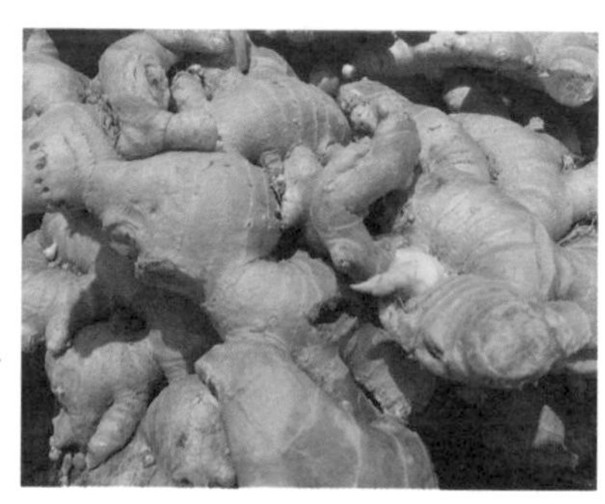

薑的用途多多，四季皆宜，可用生薑泥來 DIY 三伏貼濕敷。

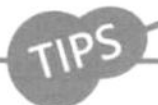

生薑泥自製三伏貼

從小暑到處暑時節，要讓毛孔的功能變好，也可自製三伏貼來敷。生薑打成泥，拌入少量丁香粉作為敷料，之後沿著背部的脊椎與肩胛骨對齊的那段位置的兩側，將肩胛骨跟脊椎骨中間的溝槽填滿，敷在身上時，會有點熱熱的。

節氣好生活

大暑三候，順勢而為避伏暑氣

酷暑傷人，不要與熱氣硬碰硬，透過三候的調養吃吃喝喝，避免炎夏欺身。

第1候 腐草為螢

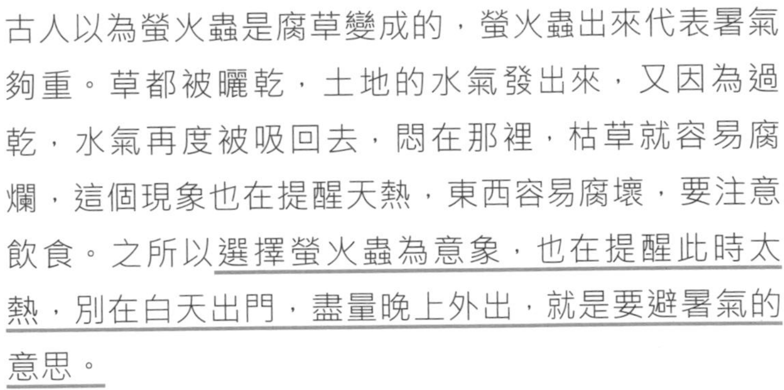

古人以為螢火蟲是腐草變成的，螢火蟲出來代表暑氣夠重。草都被曬乾，土地的水氣發出來，又因為過乾，水氣再度被吸回去，悶在那裡，枯草就容易腐爛，這個現象也在提醒天熱，東西容易腐壞，要注意飲食。之所以選擇螢火蟲為意象，也在提醒此時太熱，別在白天出門，盡量晚上外出，就是要避暑氣的意思。

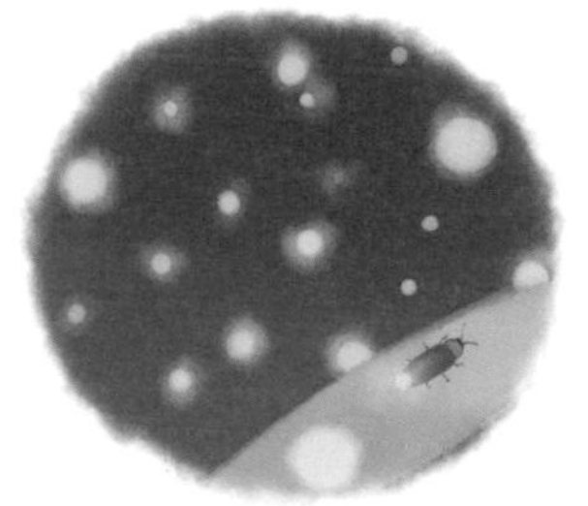

螢火蟲代表暑氣過重，暗示白天氣溫高，應減少外出。

仙草消暑修護腸胃道黏膜

古人觀察到大暑時，大部分的草都爛了，只有一種草長得特別好 — 仙草！古代傳說大暑天熱，人老得快，而吃完仙草後既消暑，皺紋也變少了。所以才有「六月（農曆）大暑吃仙草，活如神仙不會老」說法。

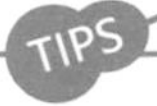

TIPS

仙草有膠質可修護腸道黏膜

仙草的膠質可讓腸胃道黏膜修護，還可保濕，而且富含水溶性纖維會幫腸胃養好菌，也吸附一些身體的毒素排出去。可以做成仙草凍、仙草茶，也可用仙草煮雞湯 。

第2候 土潤溽暑

這是個又濕又熱的意象。土的表面水分被蒸散了，所以地下水就會上移，土裡的整體濕氣更會上升，對應人體的情形，身體更加濕熱，容易中暑！

金銀花煮三伏茶預防中暑

用金銀花、夏枯草、甘草煮成三伏茶來喝，可以預防中暑。金銀花有解熱效果；夏枯草，受到地下水脈的滋陰，又有陽氣的影響，其作用主要就是吸附，類似活性碳解毒的概念，身體的火氣過旺會有些不好的代謝物出來，夏枯草就能派上用場。

甘草為調和與調味的作用，甘草有果老之稱，是調和之王，其所含的甘草酸與甘草次酸，有天然的類固醇作用，可使身體的機能比較旺盛，所以大部分吃進身體的藥方都會加點甘草，讓身體機制更好，讓藥效更有作用。

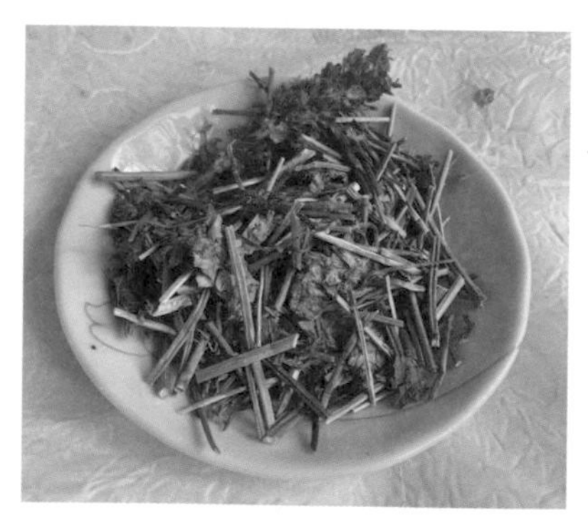

夏枯草搭配金銀花等，煮茶喝可防中暑。

土潤溽暑的意象代表，夏枯草，受地下水滋陰又有陽氣影響，可解毒。

第2候 大雨時行

就字面上的解讀是大雨隨著時間移動，忽然間會下起大雨。人體本來很熱，若突然淋到雨，血管會收縮，也會刺激腸道的收縮蠕動，容易拉肚子。

要避免腸道受刺激，可輕拍肚臍兩側，就是水分的穴位，稍微拍得紅紅就好，以順時針的方向揉一揉，可讓腸道血管擴張與鬆弛，就能將過多的水分帶走。

吃荔枝補脾益肝

飯後可吃點荔枝，通常 3 至 5 顆，不要超過手掌大，能補脾益肝。古人吃水果數量不會多，畢竟以前果樹是野生的，產量不多，不像現代，容易過量。

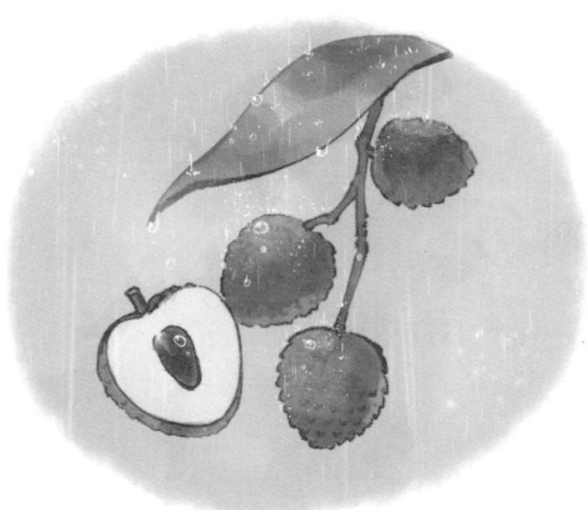

荔枝雖味美，但別貪口，特別是空腹或糖尿病者。

原來如此・空腹吃荔枝會得荔枝病

荔枝有特殊的胺基酸，能降血糖，可本身果糖濃度高，一下子吃太多會讓血糖瞬間提高，胰島素跟著分泌以降低血糖，這時荔枝自個的降血糖成分也開始發揮作用，讓血糖降更快。非洲有小孩，因為飢餓空腹，突然吃了荔枝而猝死，這是荔枝病，就是血糖瞬間太低。

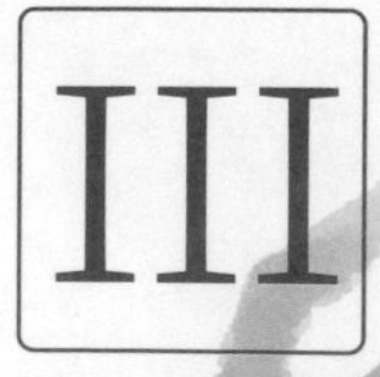

時令進行曲

秋

蓄養生氣告別秋愁

進入秋季，
天氣有那麼點處在過渡階段，
冷與熱處在曖昧期，
乾燥與濕潤尚在找尋平衡，
得注意呼吸系統與肺。

- **立秋** - 秋燥養肺
- **處暑** - 秋老虎避暑毒
- **白露** - 凝露水養生
- **秋分** - 斂心神解秋乏
- **寒露** - 潤肺養脾胃
- **霜降** - 強化代謝免疫

立秋

八月7/8/9日

秋溫秋燥，呼吸系統首當其衝

立秋時，雖然天氣還很熱，
仔細感受一下，會有一絲涼涼感受，
少了酷夏黏膩感，多了一點乾燥，
得幫身體多做點「保濕」。

 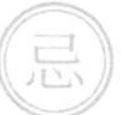

進入立秋，正是總結時刻，結算上半年的成果，所以也有秋決，此時適合決斷。在這殺伐之氣升起的階段，趁勢來補強健康，以及幫助身心安頓，不受其影響。

大暑到立秋這一段時間，被視為長夏，又稱苦夏，寒涼之氣微微地露出了，但天氣依舊感覺到悶熱，因為這時候受熱氣引發的問題不少，包括從小暑的風溫、大暑的濕溫到立秋的秋溫。

秋溫就是秋燥，在夏轉秋的過渡時期，外面熱，土壤開始變涼，會將環境中的水分吸回，空氣中開始變乾，但水氣也不在土壤裡，而是停留在地表，所以淺層的表土會比較濕潤。

同樣是土壤，但乾與濕狀態不同，古人從大自然界觀察的現象對應到人體的情況，我們吸進來的空氣也是乾燥，首當其衝的就是呼吸系統與肺。

而身體為了將熱散發出去，透過肺或呼吸道黏膜的水分將熱帶走，但因為乾燥濕度不夠，所以散熱不夠快，就會出現熱調節的問題。

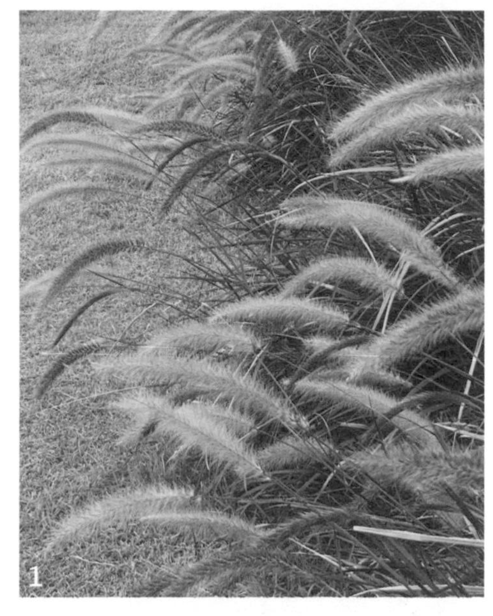

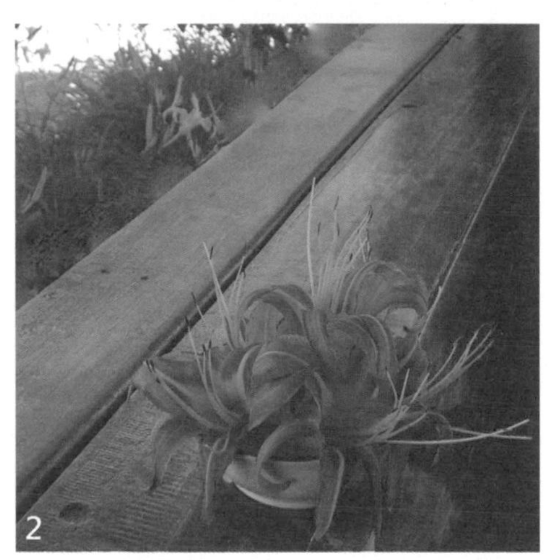

1. 夏轉秋的過渡期，容易有秋溫現象，影響我們心肺呼吸機能。2. 大暑到立秋這段時間，又叫做苦夏，雖然有些降溫了，但天氣仍處在悶熱階段。

【更多立秋節氣養生可線上聆聽】

節氣觀察室

有位 17 歲女生，大約從她 14 歲起，每到夏秋交替，全身常起疹子，疹子會鼓起，但不會癢。還會口乾舌燥，身熱、頭痛、咽喉乾、呼吸不順，食慾不振，又貪吃冰，服用抗組織胺藥物都無效，後來看中醫服用了蘇白湯與麻杏甘石湯，只解除皮膚問題，其他症狀都沒改善！

另外有個阿嬤，也會在此時經常抱怨身體一直很熱，頭會痛，吃不下，爬一下樓梯就會喘，檢查身體卻一切正常，醫生說可能是心理壓力引起，但阿嬤想不出自己有什麼煩惱，更納悶怎麼每次都在這個時間點出現症狀？

秋燥引起口乾舌燥、熱散不出去

前述兩位女性的情況，就是秋燥所引起的熱調節失衡，反映在嘴巴、鼻子、皮膚上，就會口乾舌燥，自覺身體發熱，但不是發燒，而且頭會悶脹痛，因為溫度散發不出去時，會有些喘不過氣，食慾不振，喜歡喝冰水或吃冰，皮膚容易起疹子。這可用「豆漿加白木耳」來改善。

白木耳配燥熱食物會誘發發炎

白木耳有豐富醣蛋白，會將營養傳送到黏膜，可將豆漿的成分帶到黏膜幫助修護，但要注意，白木耳不宜吃太多！也不需經常吃。不宜搭配燥熱食物一起食用，反而會將燥熱帶到黏膜，引起發炎。

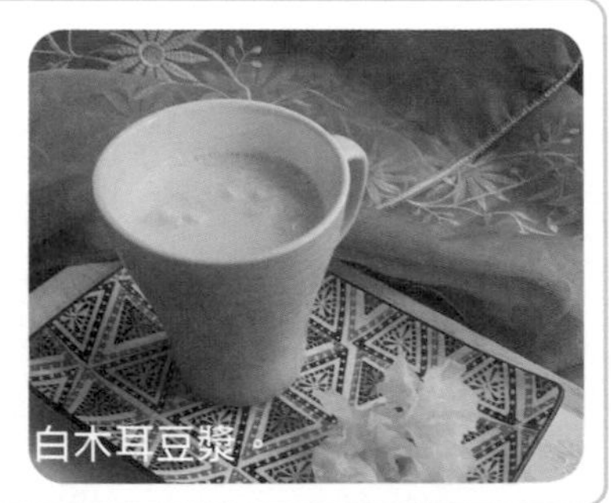
白木耳豆漿。

白木耳豆漿呵護呼吸道與皮膚

將白木耳煮熟後，用果汁機打碎，在加入有糖的熱豆漿（古方用麥芽糖，但現代用蔗糖就可）， 兩者混合一起飲用，兩位女性各喝一杯後，隔天症狀就得到改善，對皮膚與呼吸道也有幫助，有些女性嘴唇容易裂，也有緩和改善效果。

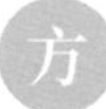

生活良方

川貝枇杷膏與豆漿可抗乾燥

豆漿是植物性蛋白質，容易分解成身體必需胺基酸，可促進身體的水分吸收與代謝，水分較容易進出，也可修護黏膜。大豆異黃酮會讓皮膚的結構，膠原蛋白比較容易凝結不易受損，可抵禦乾燥。

在日韓，大陸的東北、歐美等大陸型氣候的地區，秋溫更普遍，也可用川貝枇杷膏，但以前是用麥芽煉出來的，升糖速度不快，但現在的煉製含糖量過高，就不宜多吃，會建議吃無糖的枇杷膏。

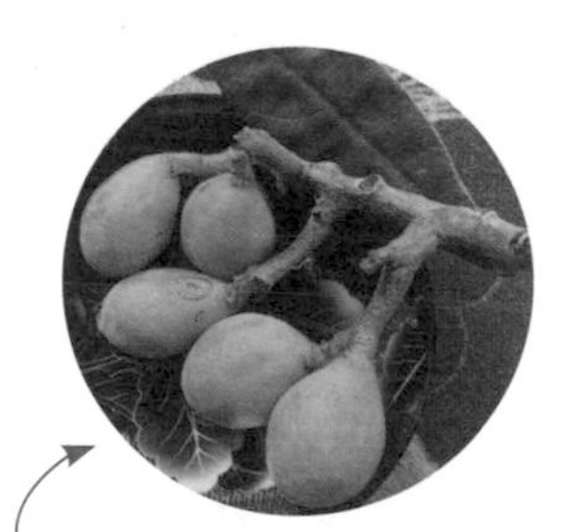

枇杷也是秋天當季水果之一。

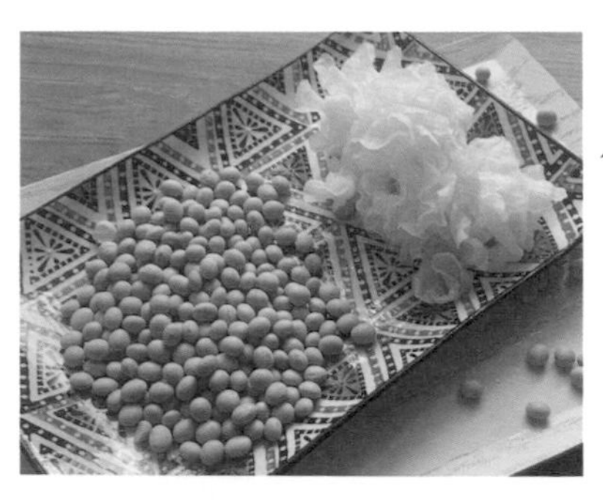

黃豆的大豆異黃酮與有豐富醣蛋白的白木耳，可搭配食用。

節氣 好生活

立秋三候．食補調健康添好運

趁立秋來幫助身心安頓，吃龍眼來補運，吃金針花來排濕氣，聞百合花化解不安全感。

第1候 涼風至

西方淒涼之風，吹起來有點肅殺淒涼，因為空氣很乾燥，風吹來易傷皮膚。樹上葉子或果實開始面臨「決算」，長不好的、品質糟的，乾燥風吹拂下就會掉落。偏偏有種果子這時長得特好，擔得起那淒涼之風，那就是龍眼。

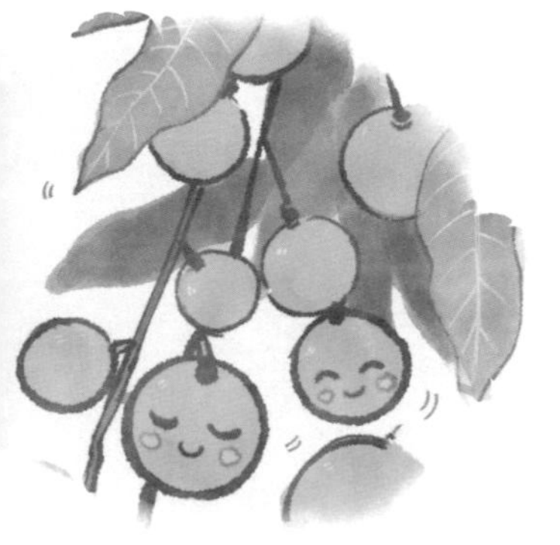

龍眼又稱作福圓，閩南語「福肉」，暗喻添好運。

龍眼解燥滋養皮膚

龍眼有醣蛋白，豐富水溶性纖維，是吸收燥氣而凝結出來的果實，雖然屬性燥熱，但龍眼肉本身的水溶性纖維解燥，中和之後可滋養皮膚，讓末梢循環變好，將營養加速送到表皮，滋養皮膚。立秋時節，乾燥的風會影響到皮膚，容易有外感的病，例如細菌或病毒感染、皮膚病等，龍眼可保護好皮膚，降低外邪侵害，但一次不宜超過個人的手掌或拳頭大的份量。

原來如此．秋祭秋決的龍眼補運

古代在立秋會舉行祭天儀式，好祈福豐收，也為了刑法的秋決，難免有誤殺之例，以祭祀來平息肅殺之氣，故此時有秋決，也有秋祭。因而認為此時盛產的龍眼有補運之效，故又名福圓。所謂補運，讓運勢變好的概念，古代人能活著就不錯了，「運」跟生命品質有很大關係，運氣不好就是容易生病。

第2候 白露降

地表水氣多，會凝結露水，也代表濕氣的意象。以人來說，外在環境明明乾燥，身體卻因濕氣重覺得沉沉的，明明沒有風雨卻容易出現痠痛疲勞，調養之道即是要將濕氣排出。在以前勞動力年代，若有風濕免疫疾病者，秋收時因身體上的不適，幫不上忙，心情會煩憂，不容易入睡，這時可吃有吸水氣作用的金針花，無論煮湯或煎蛋，可排濕氣解身體的煩憂。

金針花又名「忘憂草」，這裡的「忘憂」並非心裡的憂。

第3候 寒蟬鳴

體型較小的寒蟬，在陽氣環境長期蟄伏，出土時卻遇上寒涼時節，有可能因為夜裡的寒氣一上來就會死去，剛出生時難免不安，未成熟的植物果實也可能就先掉落，造就這時節生長而出的昆蟲與植物，容易有不安全或不幸福感。

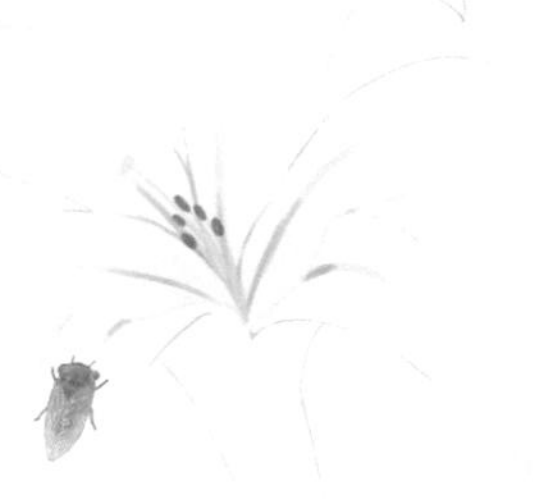

人們同樣有類似心情，想做決定又下不了決心，想得多也容易犯愁，易失眠緊張，壓力增大，也會做惡夢。如果能在房間插些野白合或白百合，氣味別太濃的品種，可調和百脈，透過嗅覺緩和心情。

室內放百合，可緩解緊繃情緒，但別放香水百合，味道會過重。

TIPS

百合吃的也有安定作用

百合有助情緒安定，可用新鮮的球莖，一瓣瓣撥開洗淨後，加點紅棗枸杞，用電鍋燉煮，起鍋後再加點黑糖，口感綿密好吃。

處暑

八月 22/23/24 日

秋老虎雙重熱度，告別暑氣有賴儀式感

正式告別夏日的藕斷絲連。
處暑也是出暑，
要解自然界的熱，
也要解我們身體的熱。

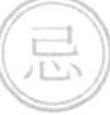

夏天留下的暑氣尚未消耗掉，氣候又忽冷忽熱，身體容易出現暑毒，將熱抵銷掉同時，得跟著排毒。吃點涼性苦寒食物有助清熱解毒

之前在立秋，季節之間還有點曖昧不明，大環境開始慢慢降溫了，從天空降下寒氣，但土壤與周遭生物都還帶著暑氣，需要些過渡時間來散熱。

到了處暑，正值秋老虎季節，外來的寒氣刺激著我們，自體會產熱來平衡，可是寒氣可能突然間又散了；又當雲層薄、太陽直射，太陽原本的熱加上自己的暑氣，是雙重的熱，原本過熱時只要散熱就好，太冷就升溫，偏偏外在環境忽冷忽熱，冷熱起伏大，會讓身體的適應比較辛苦，容易出現暑毒。

和夏天同樣都是暑氣，中暑是強烈的刺激，溫度調節困難，但處暑的暑毒卻是慢性的，讓人的調節能力越來越差，變成亞健康的狀態。所以處暑也有「出暑」之意，有些東西得學會「放手」，Let it go。有勞食補來改善調整自己的健康力。

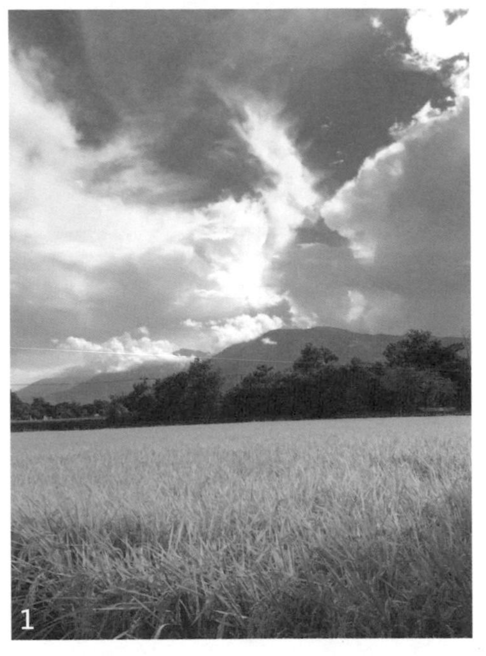

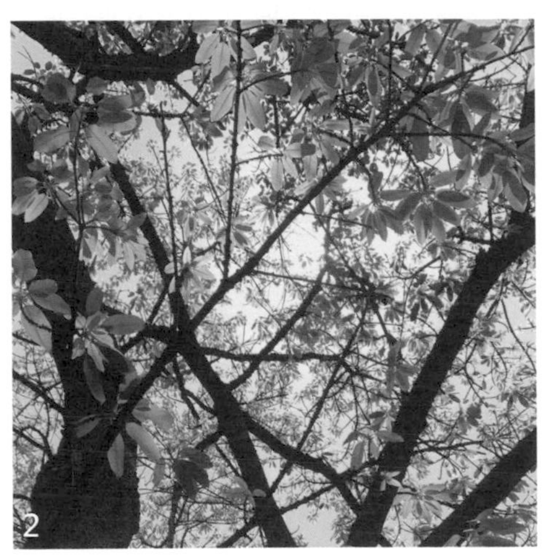

1. 處暑，典型秋老虎，外在環境還熱著，別忽略中暑可能。2. 在忽冷忽熱的處暑，得留意外邪。

節氣觀察室

處暑時節，小孩容易有驚風夜啼，就是受到驚嚇，大人則飽受失眠夢魘困擾。這和氣候與環境的變化有直接影響，因為冷熱變化又流汗過多，導致津液失養，血液中氨的濃度會上升，容易產生幻聽幻覺，也容易做惡夢。煮點三豆湯來改善，達到清熱、消暑、袪濕之效。

黑豆：補腎益津清熱

面對冷空氣，自體會產熱，得注意別讓自己自己過度興奮，提升內分泌系統的敏感度，懂得調節溫度，就能清熱。黑豆可補腎益津，能將營養精微輸送，腎上腺素充實了，身體機能跟著變佳。

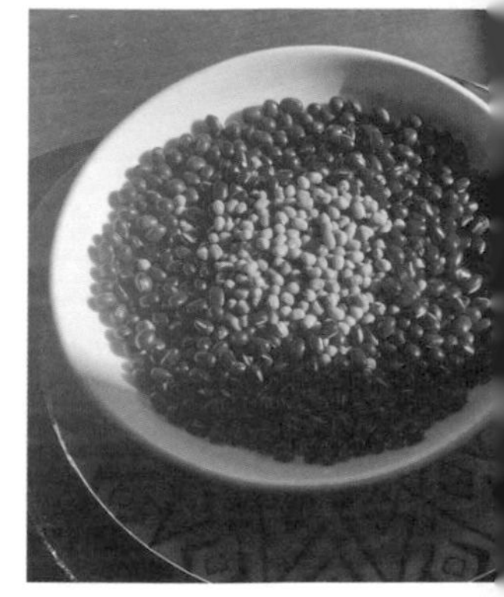

處暑三豆湯，黑豆、綠豆和紅豆。

綠豆：解毒消暑

我們對於冷的溫度反應最大，暑氣尚未消除下，此時的熱還有毒性，可用中和的方式，像是吃些有解毒清涼作用的食物，如綠豆，來抵銷熱氣。

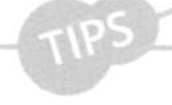

三豆湯加豆豉減少津液流失

因為豆豉鈉含量高，可保持身體水分不容易流失，三豆湯加上豆豉，口感鹹甜鹹甜，對小孩來說很好入口。

紅豆：祛濕消腫

除了太陽，土壤與周遭環境也有熱氣，熱會跑到我們體內裡，而身體裡的水是調節溫度的媒介，會與外在溫度感應，會降溫把熱散發出去或是將熱吸過來，好在天冷時保持溫度。所有的物質都將水分吸收過來以備禦寒，所以須做好祛濕。可食紅豆，紅豆利尿消腫，幫助結締組織中的水分排出。

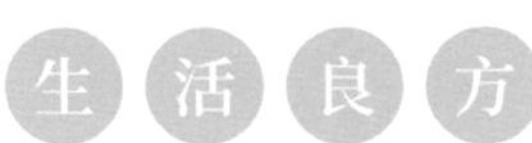

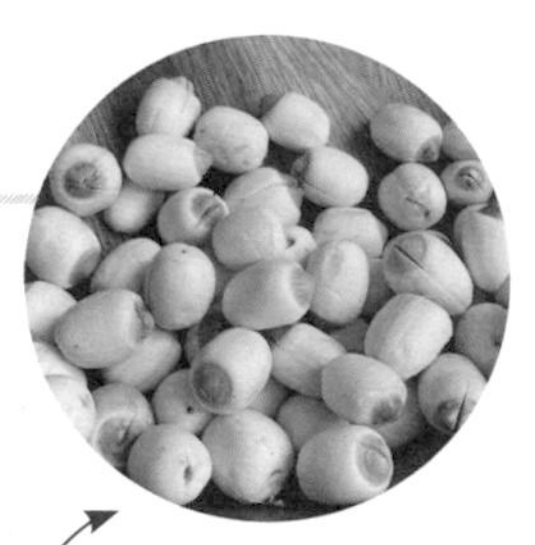

三豆湯可加蓮子服用。

三豆湯解苦夏，加米煮顧脾胃

處暑也容易有苦夏症狀，身體懶洋洋沒什麼食慾，只消了暑卻沒有清熱，濕氣加重，反而長痱子，吃點三豆湯可緩解長痱子與苦夏情況。不過，三豆湯偏涼性，可別天天吃，隔三天吃一次，小孩或長者，腸胃較弱的，三豆湯加點米熬煮，可以清熱顧脾胃。

原來如此・宋朝「朱氏集驗方」記載多種三豆湯妙用

連翹 氣候冷熱交替關係，食物容易壞，也會食物過敏造成皮膚癢，用一比一的比例加入連翹煮來吃，可緩和症狀。

蟬蛻 空氣較乾燥，身體濕氣重，會產生濕熱，小傷口容易細菌感染，甚至有發熱現象，加蟬蛻煮來服用，可緩解。

蓮子 小孩睡覺時容易尿床，加蓮子可讓水分的滲透比較不那麼敏感。

節氣 好生活

處暑三候・祭祖迎秋、吃鴨補身

因為時節氣間點通常接近中元節，比起食補養生，更偏重感受天地人的融合，有滿滿儀式感。

第1候 鷹乃祭鳥

老鷹抓到獵物，放在巢穴沒有立刻吃，而是排一排，那是為了要儲存食物，但在古人眼裡，看起來很像是在祭天。

通常此時接近中元節，確實容易和祭祀聯想一塊。所以養生方式要以祭祖迎秋來安定心靈，轉化鬼月的傳說導致心理的不穩定。

用祭祖做心理暗示

準備供品來祭拜祖先，覺得來的都是自家的長輩，心境上比較安心，以此做正向的心理暗示，安撫心神。

除此，農曆七月的鬼門開也有超渡、重生的意思，提醒我們若能懂得低頭，心境也會比較平靜。

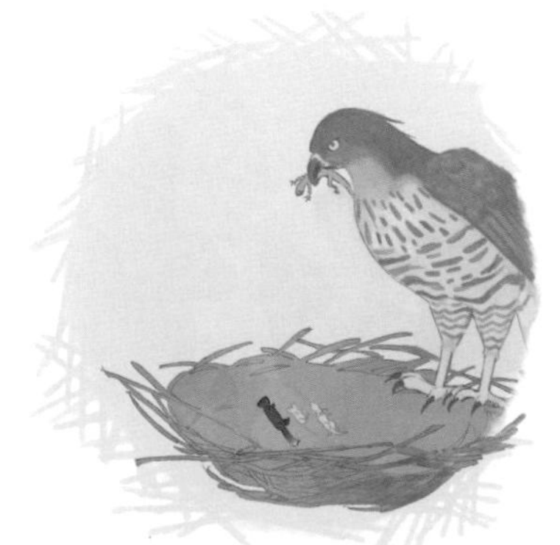

老鷹抓獵物象徵祭祖迎秋，安定心神。

第2候 天地始肅

「天地始肅不可贏」，進入處暑，萬物開始凋零，落葉枯黃有肅殺之氣。不可贏，就是提醒我們不能驕傲，要讓心靈沈澱、修身養性，也要有慈悲心與感恩。就像植物犧牲自我，落葉化為養分，以果實來供養萬物，我們是享用者，不能只是一味地接收，也要心存感謝，因為人也是大自然的一部分。古代在這時會有放河燈儀式，得在流動的水施放，要能流出去海洋，象徵為將感謝回饋給大地與環境。

落葉枯黃、果實飽滿蒂落，點醒著我們要心存感謝。

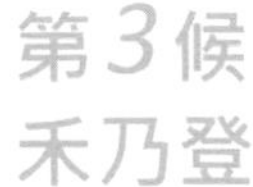

第3候 禾乃登

穀類成熟可採收了，大家一起來收割吧！這樣的意象暗喻秋收時人們跟土壤會有很多的互動，此時要拜土地公了，而且可用鴨子來拜。平常一般拜拜的牲禮不都是用雞嗎？其實這也是養生的暗示。處暑吃鴨，可滋陰、養胃、消腫、利水，鴨的屬性為涼性，可祛燥還能補充營養，以前要吃好一點，總是要找個節日或神明的理由嘛。

秋收了，幫天地準備好料祭拜，也要犒賞我們自己吃美食。

TIPS

處暑吃鴨蛋不會考鴨蛋

鴨蛋可滋陰、補虛、清熱、潤燥，前面提到的三豆湯沒有補虛，因此加上鴨蛋更有養生效果。在其他季節吃可能太補，但整個處暑都可吃鴨蛋。

白露

九月 7/8/9 日

秋露潤澤精華，醞釀生氣盎然

空氣的冰冷感更加明顯，
凝結在樹葉上的露水，是白露的見證者。
日夜的極端溫差，
正可淬鍊出大地精華。

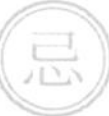

白露時節可以在前一晚沖洗掉葉子上的灰塵，這樣隔天清晨的露水是乾淨的，收集起來，遇到燥熱火氣大時，放一些在礦泉水中喝，便可降火。

到了第十五個節氣，進入孟秋，太陽已經到了黃經 165 度，寒氣真正明顯了，寒氣與熱結合凝結為露。露水是陰陽結合的產物，這個節氣不只是清晨或晚上，白天也可能凝露，只要是溫差大的地方像是屋頂或樹下，或者能散發出水氣的都可能為露水的舞台。

處暑三候中雖有白露生，不過那只是四面八方飄來的水氣，是水與空氣的凝結，裡面沒有精華，只有水氣，沒有營養素，比較空虛。但到了節氣白露，是水與土的結合，植物吸收土裡的土份與營養，透過葉脈輸送到表面，經過陽光的照射，氣孔打開，精微蒸發而出，又遇到冷空氣，水氣凝結在葉子表面而成露水，而且是富含營養的。

結凝的水珠有點像釀酒原理，而白露的養生之道就在於露，不同植物獲得的露水各有功效。菖浦葉上的露水可清心明目，荷葉的可清暑怡神，採自菊花葉的，可養血提升免疫力，相對從有毒植物上獲得的露水，會帶毒性，例如凌宵花入目損目，從它而來的露水不宜用。

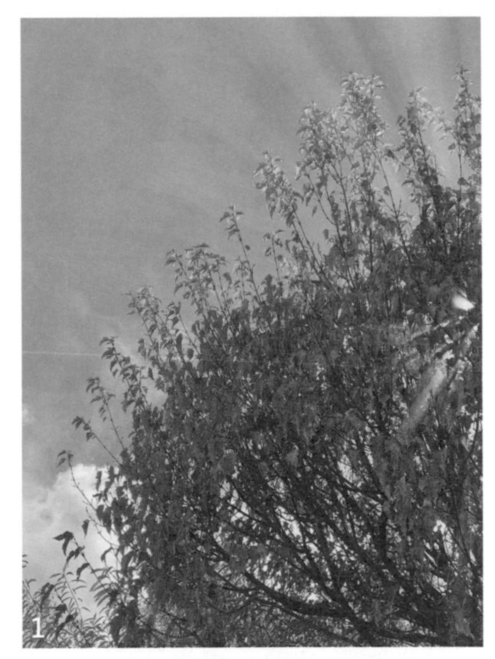

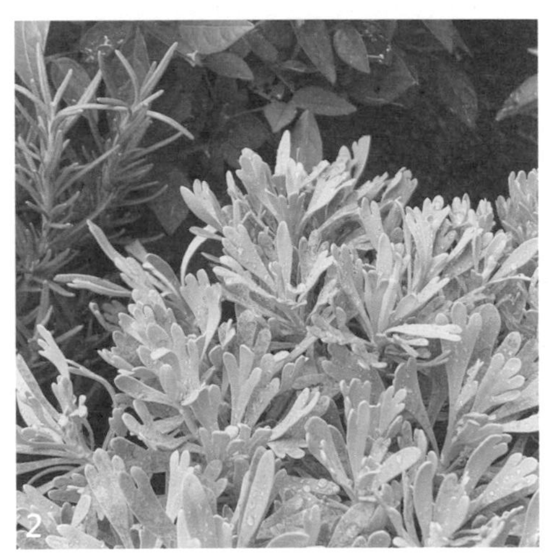

1. 冷熱溫差極端下，容易凝結露水。
2. 在白露節氣收集到露水，稱之為秋露，據稱用途極廣。

節氣觀察室

山海經裡提到「仙丘降露，仙人常飲之」，仙人可活得久，就是常飲秋露。

秋露去炙飲用媲美能量飲

如果在夏天受暑氣所傷，加上濕氣，身體易疲勞，到了此時也會出現秋溫的困擾，有人會發熱、口渴、煩悶、脖子僵硬甚至食慾不振，白天還好，但午後開始頭昏頭悶，覺得好像有股熱氣散不出來。

有的人是一早醒來便覺得頭昏腦脹，這是因為缺氧造成，秋露上含氧量高，分子細緻，有豐富的礦物質和

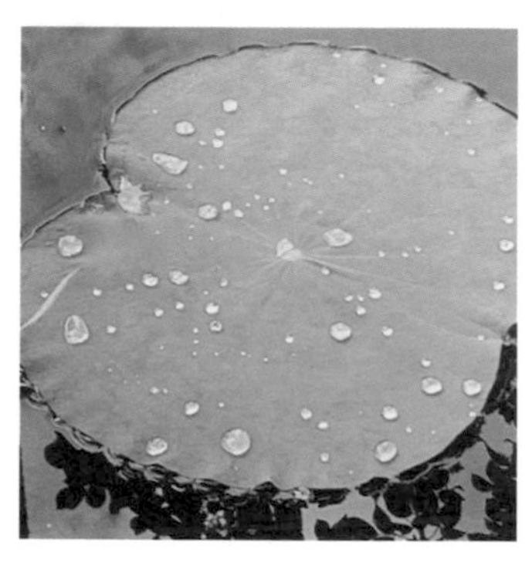

不同植物凝結的露水，各有不同屬性功效。

原來如此．秋露是濃縮萃取液

本草綱目有記載收集秋露的方式。以盤收取，煎如飴，意思就是先收集露水一大鍋，再去熬煮濃縮，呈現糖飴膏狀的水，再將一大鍋慢慢煎成一小碗，大約要花一天一夜。以現代技術省時，可直接萃取成花水。據聞在白露期間收集的秋露，一整年都不會壞。

微量元素。早上飲用後，自由基消除了，身體含氧量也提升，自然清醒不容易感到疲勞。

秋露有藥引作用，幫食材藥材加分

除此，秋露有藥引的作用，可使原來的食物或藥材或營養，經過秋露潤澤之後就會變成仙品。例如中藥材的蒼朮，本身就有利水消水功能，但是品質一般，藥力可能不夠，若是加上秋露浸泡，放到屋頂上，經過幾個夜晚再收回來再炙過，就被稱為神朮。

對女生在乎的面子問題，秋露對養顏美容也有助益，楊貴妃每天早上都要喝飲花喝露，尤其是荷花上的露水。而絲瓜葉上的露水，古人認為是神仙用來美容養生的。

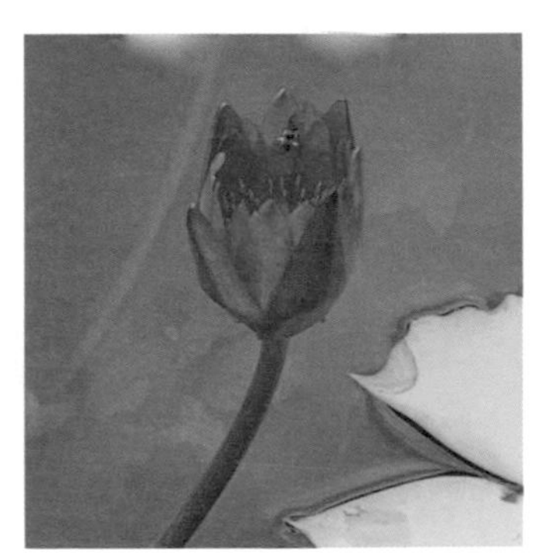

在荷花、絲瓜採集的秋露有助養顏美容。

絲瓜露是天然的化妝水

絲瓜露，是古早的美顏方，有清涼保濕效果，絲瓜露的採收最佳時間從傍晚日落後到隔天日出前，還不能遇到下雨。採集前選定較粗的絲瓜藤蔓部位，用消毒過的刀具切開，尾端朝下放入乾淨的瓶中，再用膠布封住，以防止昆蟲及雜物進入。若能結合絲瓜葉上採集的露水共同使用，效果更佳。

生活良方

請別人捏耳朵提升腎氣

處理秋溫就是需要消暑解熱，如何讓熱氣散出來，就要提升腎氣，加速心跳血液循環，熱氣才能送出去。有個簡單有效的方法可立即緩解，就是捏耳朵，而且最好是整個耳朵都捏揉到紅、痛，別人捏效果更好。

戲劇裡常出現老婆捏著老公耳朵的橋段，通常耳朵被拉著的人，很容易就乖乖聽話，不只是因為痛，而是耳朵一捏，本來是硬頸，馬上就變鬆軟。尤其脖子僵硬，體內的溫度散發不出來，大力捏耳朵能提升腎氣，但別捏太久，一下子就好，因為會有怒火。若是閨房之樂需要提升腎氣，也可捏揉耳朵，輕柔為要。

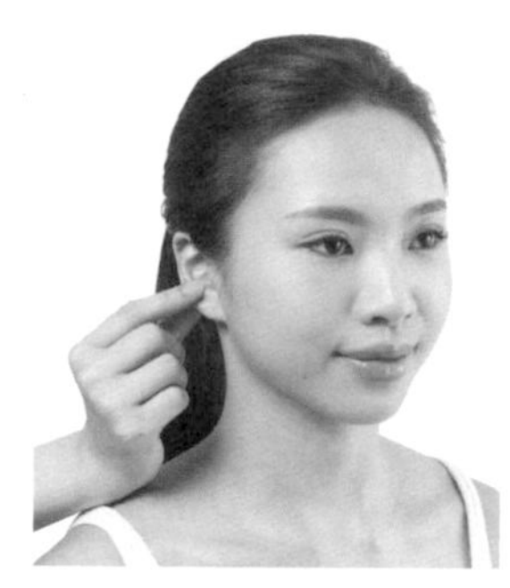

揉捏耳朵可提升腎氣。（圖片來源／《頸椎回正神奇自癒操》）

原來如此．秋露去炙調秋溫

民初時期有位名醫，遇到一個患者有秋溫的症狀，一般來說秋溫都是用葦莖方，其他醫師都用了卻無效，而這位名醫用同樣的藥方但是加上秋露去炙，就有效果了。「紅樓夢」裡也提到了很多經驗方，例如：薛寶釵有肺熱喘咳，服用冷香丸，其中的成分就有白露的露水。

節氣好生活

白露三候・溫潤脾胃保養生氣

白露的養生意象，皆以鳥類來比喻與提醒，重點在於保持生氣盎然。

第1候 鴻雁來

白露的時節，候鳥開始遷徙，牠們不單對氣候、地磁敏感，每年遷徙的時間固定而且也跟節氣相呼應。

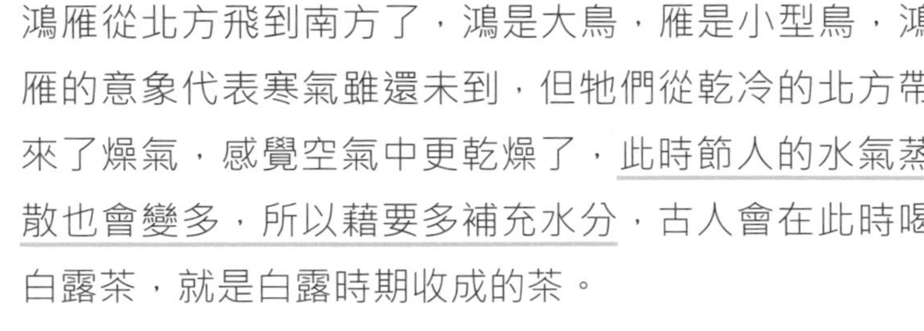

鴻雁從北方飛到南方了，鴻是大鳥，雁是小型鳥，鴻雁的意象代表寒氣雖還未到，但牠們從乾冷的北方帶來了燥氣，感覺空氣中更乾燥了，此時節人的水氣蒸散也會變多，所以藉要多補充水分，古人會在此時喝白露茶，就是白露時期收成的茶。

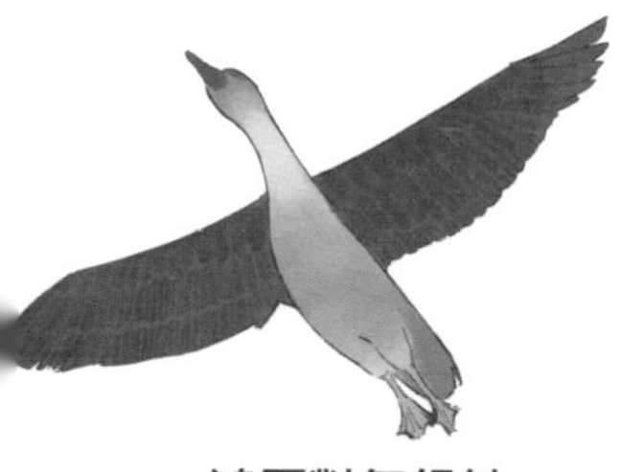

鴻雁對氣候敏感，牠們的遷徙移動暗示著季節節氣更迭變化。

白露茶富礦物質對身體好

春茶苦，夏茶澀，明前茶因為雨水到來，土壤中的微量元素是被沖出來的，比較厚重，苦味也比較重。在白露前後採收的茶，因為降水變少，所蘊涵的礦物質豐富，加上是慢慢凝結出來的，較為細緻，讓白露茶的口感較澄淡清甜，特色是有滑盪感，十分順口。

白露茶葉不能久泡

白露茶不耐泡，無法回沖多次，喝秋露茶不宜過濃，建議茶葉不要放多，也不要泡太久，喝淡一點，因為此時茶葉的單寧酸較高，腸胃的蠕動會受影響。

第2候 玄鳥歸

玄鳥就是燕子，燕子回來準備春天的繁殖，所以身體要補強。燕子的象徵代表生機盎然，也代表此時要強化脾胃，攝取更多的營養。畢竟脾胃變弱，抵抗力也會跟著降低，建議喝白露酒來調整脾胃。

所謂的白露酒，就是紅露酒，在處暑時釀造，到了白露節氣就可以喝。因為是用糯米釀酒，含有胺基酸和葡萄糖，可快速讓身體得到營養，也因為含有芳香物，能促進腸胃蠕動，吸收更好。

紅露酒加白露水促進吸收能力

只是現代人陰氣重，吃得多動得少，腸胃負擔重，常感消化不良，在白露節氣喝點紅露酒，飲用時還可加一小杯在白露節氣時所收集的露水，對於提升吸收與儲存營養更有助益。

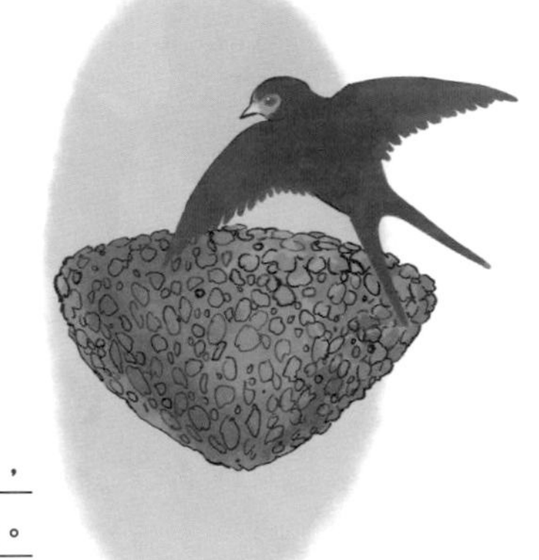

燕子築巢代表強化脾胃的好時節到了，要顧好胃，營養才吸收得快。

紅露酒用喝的有利吸收

以前紅露酒作為貢品，溫潤能補身，因有特殊香氣，可以促進開胃，有加飯酒之稱。想要有強化脾胃效果，建議直接飲用，當然若只是加食物風味，也可作為料理用酒。

第3候 群鳥養饈

「饈」是美之食，喜歡的或是對人有益，吃進去會變美、健康的食物，雖然才秋季的第三個節氣，但鳥類感受到秋的肅殺之氣越來越明顯，所以未雨綢繆要開始備冬了。

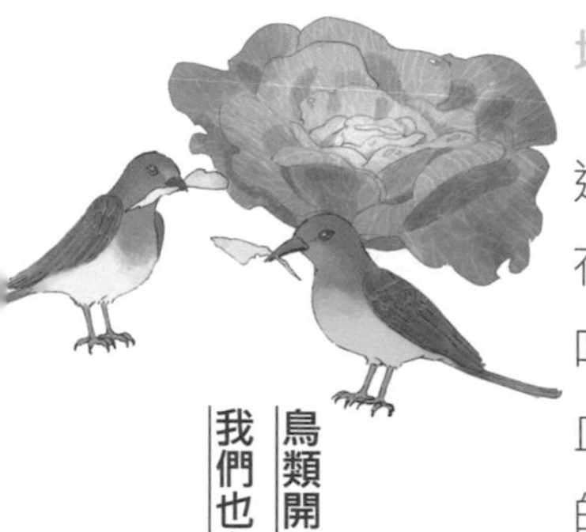

鳥類開始大量進食，好儲存能量過冬，我們也在白露備戰。

地瓜搭配龍眼可促進營養吸收

這時鳥類開始大量攝取食物，而且在身體某個部位儲存營養，人類也是，要在此時增強耐力，白露時就要吃龍眼加地瓜，龍眼可益氣補脾，容易吸收營養，養血安神，血液循環好，身體放鬆，營養便能送到適當的地方儲存，地瓜有蛋白質與纖維質，還有人體必須胺基酸，與適量的碳水化合物，可快速地讓身體儲存更多備用的營養。

其實印地安人在很久以前就會在白露節氣的時間點吃地瓜，平常他們會烤著吃，但是此時就會煮成湯來食用，更有利吸收，因為馬雅的曆法也有類似節氣概念。所以如此說來，龍眼地瓜湯應該算是東西方的養生結合體。

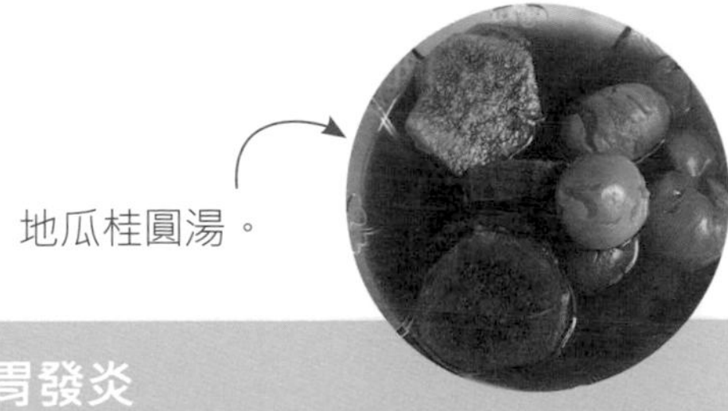

地瓜桂圓湯。

原來如此，豬排配高麗菜絲是防腸胃發炎

為何炸豬排都會配上大量高麗菜絲，那是因為炸的麵衣容易讓腸道發炎，而高麗菜能預防消化性腸胃潰瘍，所以將高麗菜切絲搭配吃，可以更好入口，蔬菜的清爽口感更能解炸物油膩。之後若能再吃點地瓜，對腸胃更好。

秋分

九月 22/23/24 日

自帶天然憂，收斂身體核心好忘憂

春分與秋分都是晝夜各半，
過了日夜均分的秋分節氣這一天之後，
寒氣逐漸加重了，
秋悲、秋乏不自覺跟來。

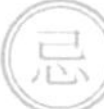

秋燥也會引起秋悲，情緒型高血壓格外明顯，秋天來臨時，建議多外出走走曬曬太陽，促進生成維生素 D，好吸收鈣質，對心情有益，緩和秋悲。

秋的五行屬金，燥氣重，肺部開始會有負擔。為何燥氣會傷肺，所謂「肺主皮毛，互為表裡」，兩個都有調節身體水分的作用，肺要蒸散水氣，需要保持濕潤度，水氣蒸散時，毛孔也要打開，皮膚也比較乾燥，水分流失多，肺的負荷也大。

所以秋燥容易傷「金氣」，金氣就是肺的功能。而肺與皮毛負荷大時，容易心跳快，表示心臟要比較出力，血液循環要加速，容易出現高血壓。

還有秋燥也讓人有秋悲的感受，因為呼吸不順，毛孔收縮活動頻繁，心情有點悲涼，有點不安全感，也會讓血壓上升，因為要將更多血液送到四肢，好像要準備逃跑的感覺。所以不管是情緒性、心理性或心血管疾病的高血壓，到了秋分時節，問題會更加重明顯！

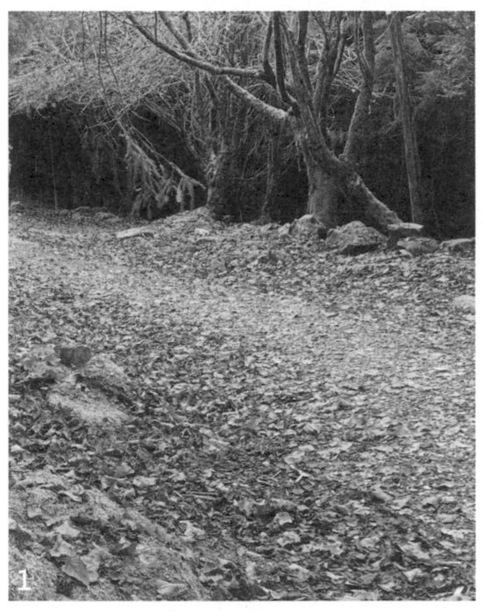

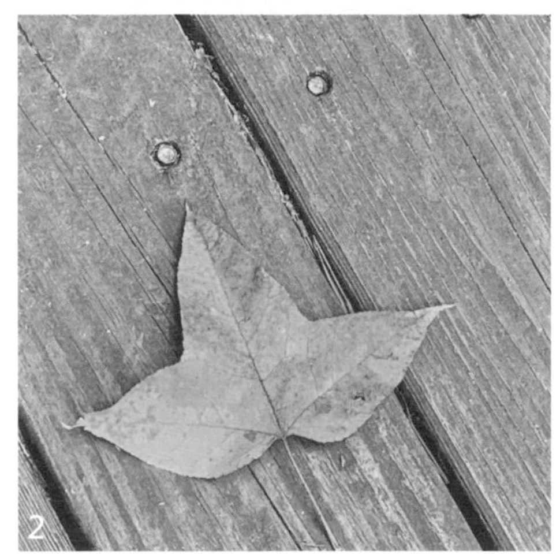

1. 秋天較有感乾燥，水氣不足樣，人的肌膚也易有乾燥乾癢症。2. 詩人總愛說秋愁，了解節氣運作，秋季憂愁確實有那麼一回事。

【更多秋分節氣養生可線上聆聽】

節氣觀察室

56 歲的貴婦，全身名牌，皮膚保養很好，沒有皺紋，膽固醇、血脂、血糖和肝功能指數都很正常，但就是總覺身體哪不對勁，血壓一直降不下來，大部分平均值在 140 與 96 之間，經常性頭痛，頭頂會痛但又摸不到， 而且兩頰紅紅的，老是覺得肚臍以上是熱的，以下彷彿坐在冷水裡，幾乎不會出汗。疲勞想睡覺卻又睡不好，也會便秘。新陳代謝科醫生認為她是更年期問題，但她從 40 歲就開始臉紅紅的，50 多歲後開始頭頂心痛。有的醫生更建議她去看身心科。

高血壓也會受節氣干擾

一年裡秋分節氣只有 15 天左右，但這位貴婦卻一直處在秋分的節氣反應！案例的高血壓病並不是疾病或臟腑有問題而引起的，比較像是秋乏造成高血壓。

什麼是秋乏？為保持核心溫度，毛孔得收縮著，末梢與身體處容易累積很多二氧化碳，進而無法從結締組織送到血液中將其代謝掉，造成身體的二氧化碳濃度變高，會出現發睏、頭暈、疲累感，便是秋乏。

喝番茄汁補茄紅素提高血氧

為了避免疲勞感，身體需要更大的呼吸作用與循環，肌肉、血管，心臟也會收縮，才會導致高血壓。要想避開秋乏——攝取茄紅素，多酚類的營養，能軟化血管，讓血氧量上升。

案例中的貴婦只需喝些番茄汁就能改善，每天150cc，就這樣，讓她的症狀緩解了，當血壓穩定後，她的頭痛也不見了（先前可能是因為焦慮引起的）。

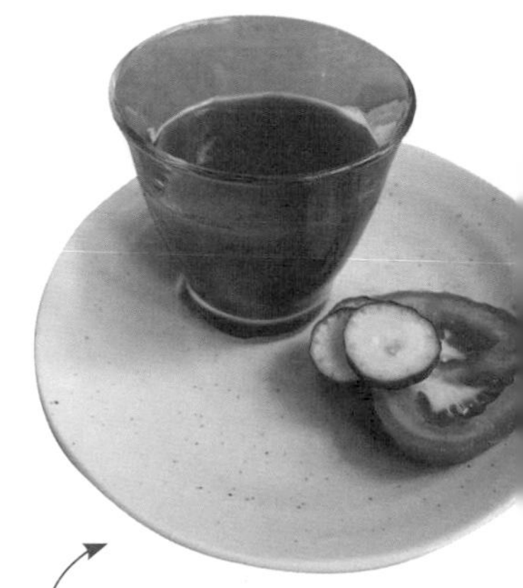

番茄有高含量茄紅素，能提升血氧量避開秋乏。

曬太陽攝取維生素可安撫毛孔機能

要讓身體的秋乏或秋悲現象改善，首先要幫助毛孔，呼吸對環境變化的調節速度變快，可攝取維生素 B1、B6、B12 來補充神經原維他命，另外還需要維生素 D，好促進鈣的吸收。

情緒不穩定，是因為神經訊號傳遞給大腦的速度太慢，冷與熱的訊號可能同時來到大腦，大腦感覺混亂，情緒當然不會好。而神經系統要傳遞訊息給身體組織去做動作，需要鈣離子， 鈣又需要維生素 D 來吸收，所以秋遊，出去曬曬太陽對心情有好無壞。

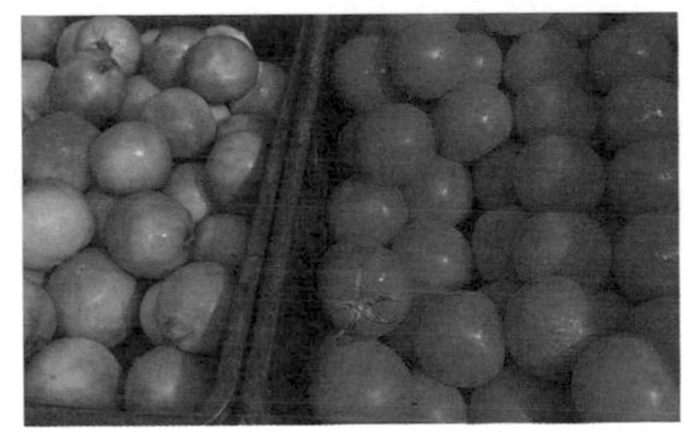

一天一顆番茄，最簡單的養生法。

TIPS

純番茄打汁喝較佳

尋常喝果汁，可番茄加點烏梅或其他水果來添加風味，但若是想緩解秋乏引起的高血壓，建議飲用純番茄汁會比較適當。

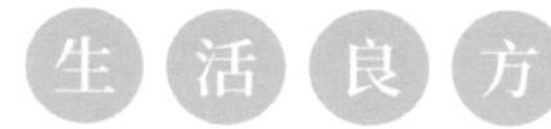

擴胸運動強化心肺功能

照道理，年輕人的血管應該比較有彈性，但多數人不愛動，連講話與呼吸都比較短促，講話無精打采，音量小。

丹田是腹直肌，腹直肌有力，橫隔膜上下活動大，才能讓聲音更洪亮傳得更遠。你會發現現代年輕人有個特徵就是一臉厭世感，經常使用手機溝通，說話不用帶表情，可想而知橫隔膜的活動範圍不大，就像手風琴的風箱如果拉到滿，會有最大的風量進入，若只有拉一丁點，便壓回去，聲音就很小。

一旦進入身體的空氣量比正常人少了三分之二，所以易疲乏，身體只好加強循環。秋分節氣可做擴胸的運動來養生，一般的擴胸運動，雙手外展、挺胸就可以，如果能加上胸椎體操的練習，效果更好。

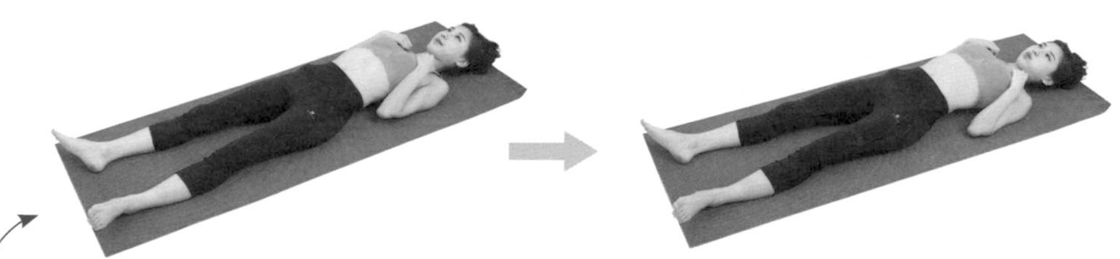

雙腳與肩同寬，手握拳固定鎖骨下方，手肘平放在胸腔兩側（左圖），先吸氣再吐氣，吐氣時肩胛骨向背後脊椎中線靠攏，身體略拱起，維持拱起姿勢再吸氣（右圖），憋息 4 秒，之後吐氣放鬆，可幫助代謝體內二氧化碳。（胸椎操共有 12 組動作，全做的完整度更高，擴胸運動至少要練前面 6 組動作，這裡僅介紹其一。資料來源／《一天只要 1 次，胸椎運動救悶痛》）

節氣 好生活

秋分三候·滋養皮囊提升免疫

準備進入收斂的季節，得滋陰養心，收斂心神，不讓寒氣侵襲。

第1候 雷始收聲

閃電一定伴隨著打雷，不過古人認為當陽氣盛，空中的水氣很多，閃電會產生聲波，需要傳導的物質，水氣可傳遞。反之，陽氣減少，陰氣變重，空氣變得稀乾燥，水分子減少，聲波傳遞的距離比較有限，看到閃電卻可能聽不到雷聲或雷聲變小，這也代表準備要進入冬天了。

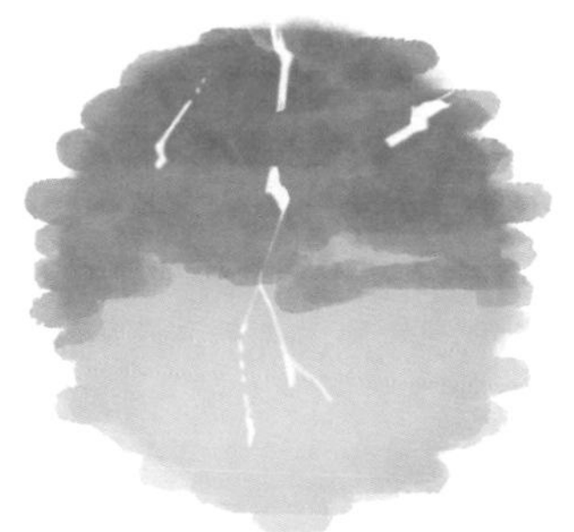

用雷來比喻收心，安撫躁動情緒。

為何三候要用雷比喻？因為我們心靈的活動、情緒的變動，都屬於火氣，此時節要開始收心，先前忙碌了許多，令人心神渙散，現在需來個心靈雞湯，保持正向思考也順便養心，同步提升我們身體的敏感度，五感會跟著比較靈敏。

收心湯慢生活養心氣

學著體驗生活，吃飯時好好感受滋味吧。古人有款收心茶飲，用百合（通透百脈，讓神經傳導更順暢）、白木耳（滋陰）、紅棗（補心，血管會比較軟化），加點紅糖或黑糖（其中的礦物質可潤燥），秋分時每天早上吃一碗可滋陰潤燥，靜心養心。

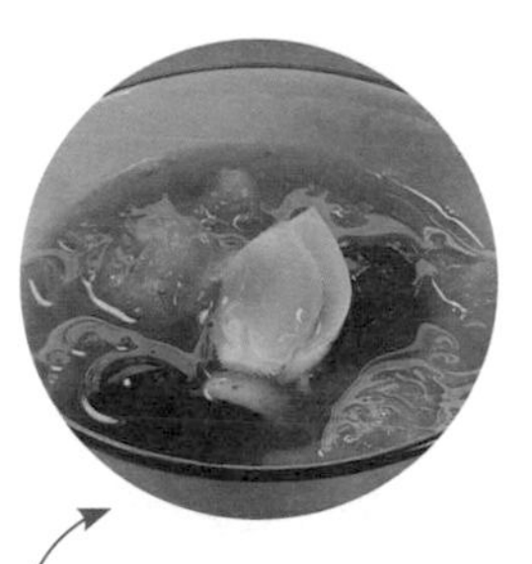

百合紅棗湯滋陰潤燥。

第2候 蟄蟲坯戶

「坯」是細細的沙土，躲在土中或地上爬的蟲子們，用細土將洞口慢慢填補，以抵擋寒氣。對應養生，是要適應日夜溫差變大的情況，秋分第二候尤其容易時冷時熱，而土壤與環境已經不會放出陽氣，熱只有從太陽來，會不太建議這時間外出運動，以免流汗後受到風寒，到冬季時就可能會有寒症。例如免疫低下，若免疫細胞再生出現瑕疵，會變成免疫問題。

喝薑蔥飲強化毛孔呼吸

要強化免疫，得滋養皮囊，提高毛孔與皮膚的功能。建議喝薑蔥飲，用蔥白、薑、雞骨或雞肉一起去熬煮，蔥白與薑的份量約抓手心大小，因蔥不久煮，建議蔥在起鍋前 3 分鐘放入。薑蔥飲可強化表皮下的微血管，讓營養輸送到此。

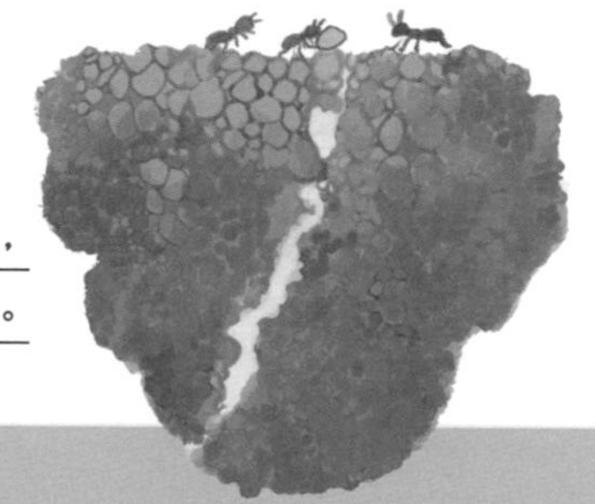

躲在土中的昆蟲用細土填洞，防寒氣，
我們人也要避免風寒。

原來如此．綠茶漱口擋寒氣

「坏」的狀態就是洞口雖有細土，但還是能透氣，寒氣還是會滲進來，這時蟄蟲會轉向讓頭腹向前，因爲昆蟲的氣孔都在腹部，讓陽氣往外推抵抗細細的寒氣，所以只讓寒氣停在通道而無法進入內部。

蔥薑湯只能達到「坯土」效果，至於蟄蟲的部分可用濃濃的綠茶漱口，也可用喝的，將病毒擋在外，因為嘴巴與呼吸道是對外的最大開口，所以用濃綠茶來將寒氣擋下。

第3候 水始涸

涸是濃縮的概念，水是氣之所為，是水蒸氣凝結而成。到了秋冬時，氣不再揮發，水的密度變高，也有濃縮之意，此時水中的雜質較少，含氧量低，水分的活動性變差，也容易躲起來，水位降低，躲到土裡開始收斂。

借鏡大自然，養生重點在於收斂。要將自己的形體包起來，把氣包覆不要散出去，身體有熱輻射，因一直在散熱的話，水分也會往外跑。

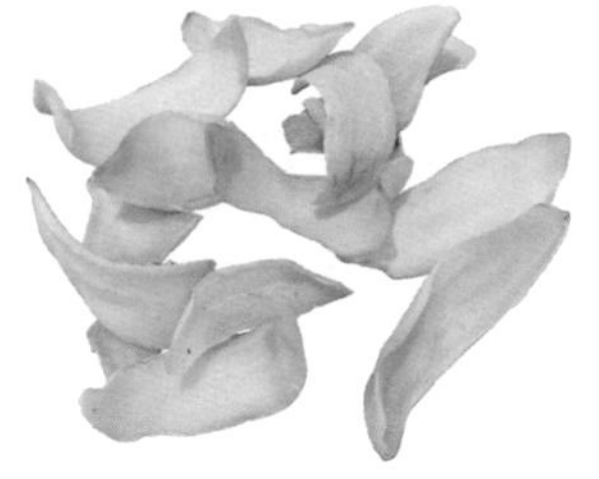

百合湯一定要用乾燥的百合才有效。

皮膚塗乳液保濕留住水分

如何讓水分不過度蒸散？古人會用麻油或苦茶油塗在身體，現代可用乳液、凡士林來取代，形成包覆效果，主要是讓水分不要往外跑。基本上各種油脂都可以。（如果加入維他命 B3 融在油裡效果更好），可將油塗在身體的陽面，就是能曬到太陽的部位，如臉、背部、手背、腳的前方。

秋分第三候，水位降低，水會躲到土裡開始收斂。

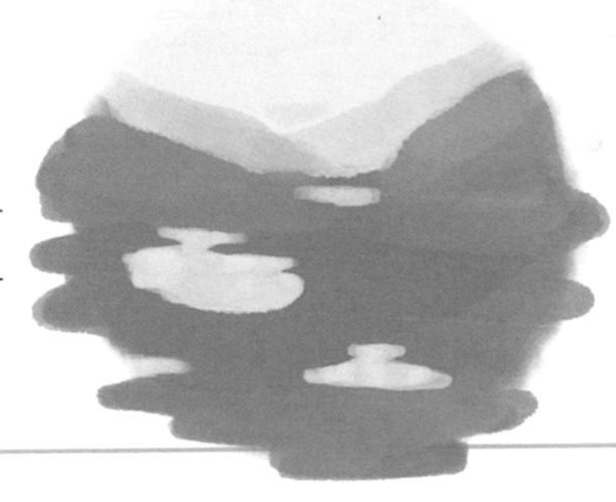

TIPS

乾燥百合湯收斂身體核心

身體核心也要收斂，可用百合湯，但只能以乾燥的百合煮湯，乾燥的百合是固百脈，新鮮的百合是通百脈，讓身心不生鏽，兩者有別。

寒露

十月 7/8/9 日

冷感更敏感，
儲存能量時機來臨

涼意逐漸升級，微微覺得有股寒氣襲來，
身體開始產生反應，
得來補先天的陽氣，
避免寒氣入體。

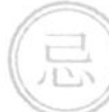

這個時節要避免露出腳，因為寒露溫差大，核心溫度跟外界溫度也會敏感，腳底中心有湧泉穴，赤腳時，在足心有溫度感覺中心，而手心也有，因為身體末梢的觸覺更敏感。

「寒露入暮愁衣單」，當寒露節氣到來，要注意衣服會不會太單薄。而曖昧的秋日，忽冷忽熱，白露時水氣雖有寒氣，但還是液體，而到了寒露階段就已凝成霜。

霜的結晶跟雪類似，水氣已經凝結了，對應人的身體，此時體外還是熱熱的，但肚子、腸道開始有寒氣凝結。

霜是從水的中心開始凝結，所以有人會覺得胸口下，肚子冷冷的，開始想喝熱水。

特別留意現代的食物大多是冷藏過，其實也是帶有寒氣，透過食物也會將寒氣帶入體內，而腸胃正是第一道關卡。

若是有寒氣，脾胃為了保持恆溫，必須興奮加強循環，負荷也大，自然就會影響到脾胃功能。

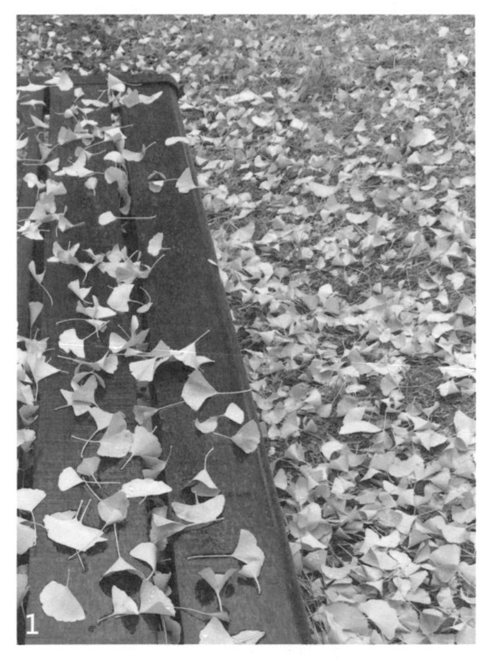

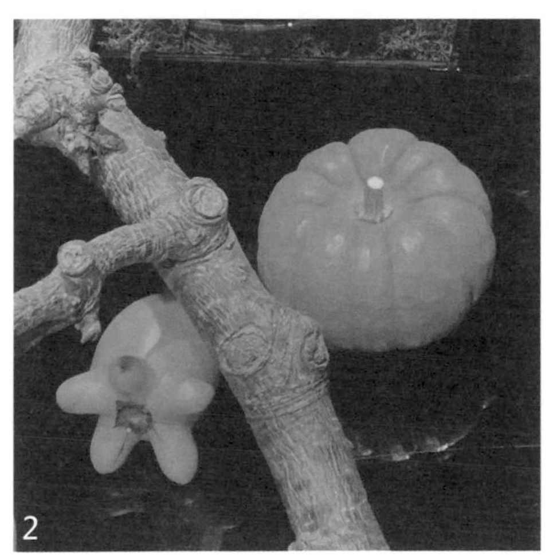

1. 寒露溫差大，要注意衣服別太單薄。
2. 寒露節氣報到，身體會開始感覺冷，會莫名想喝點熱的。

節氣觀察室

有位家庭主婦，她的先生是竹科工程師，收入優渥穩定，大兒子上幼稚園，小兒子雖是幼嬰，但平日送給褓母帶，平常可以安排自己想要的生活。

但在生老二之後的隔年，從寒露節氣後，開始覺得全身無力，肚子經常咕嚕咕嚕叫但不會痛，會拉肚子，但常常只是排出些水而已，這樣的情形後來甚至變成一天 5、6 次。

醫生判斷是神經性腸胃炎，認為是壓力所引起，但她是個全職太太，不用帶小孩，日子過得挺悠閒的，想不出哪裡有壓力。

才秋天，她出門就已經要穿羽絨衣了！很怕冷也怕風，全身關節痠痛，腰背的部位總是有種麻麻的感覺。之前生老大之後，生理期就不會痛，但第二胎生產後隔一陣子，卻開始痛經。

中醫說她風濕，認為是坐月子沒做好，可是她並沒有身體虛弱的情形，講話還滿有活力的？！

神闕貼貼肚臍產熱防寒氣

她的問題是典型寒露凝霜的狀況，從她的身體核心透出寒氣。她在生完第二胎想減肥，所以營養不夠，新陳代謝也不穩定，到了寒露時就擋不住寒氣。

要解決她的問題，可以用神闕貼來改善。神闕貼是屬於道家的方法，用白胡椒、吳茱萸（或肉桂粉），加上醋一起攪伴，裝在茶包袋，用透氣膠帶貼在肚臍上，可貼一整天，洗澡時才換掉，貼個 15 分鐘後，就會開始覺得身體溫暖起來，那位太太貼了 5 天，症狀就改善很多。

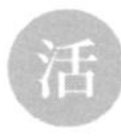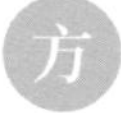

生活良方

肚子預防著涼避免寒露症

冷熱交互的季節，若有手心熱、腳心熱，但身體冷，這就是寒露症候，得補先天的陽氣。因為寒氣入體刺激了身體，所以自體產熱，使得腸胃活絡起來。

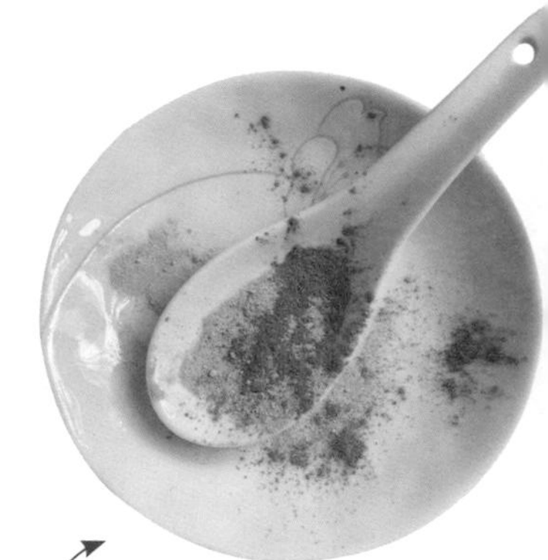

神闕貼，主成分白胡椒和肉桂粉。

不過核心產熱的機制靠腹直肌將核心溫度提高，若腹直肌收縮不理想，這下子主要產熱的大將不夠力，就得讓所有臟腑都動員加入產熱，也因為腹直肌不夠力，產熱不足，因此胃液、腸液、膽汁的分泌都變多，造成容易拉肚子。

除此，人體兩條腹直肌中間有肚臍，周邊有多條腸繫膜，這時節露出肚臍也容易著涼拉肚子，要注意保暖，現代愛漂亮的女孩喜歡穿短版上衣、露臍裝，其實容易招寒。

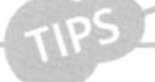

TIPS

神闕貼黃金比例

白胡椒與肉桂粉等材料的比例都是一比一，可以各用一湯匙，要敷用時再調製即可。

節氣 好生活

寒露三候・吃美食打造好氣色

從寒露開始，要用美食犒賞自己，無須擔心體重，因為養生食材與料理法，讓你潤肺養脾胃，氣色跟著好。

第1候 鴻雁來賓

這時開始許多大雁南飛，好像要來作客，我們可以想像鴻雁的感受，飛了那麼遠那麼久，體力一定消耗很多，也很累，以此為意象代表「遠道而來，氣喘如牛的客人」，也暗喻著人或動物最累的就是肺，此時特別的燥，所以常會出現喉嚨乾、沙啞、疼痛或是口乾舌燥的情況。

煨燉雪梨清肺潤燥

所以最佳的保養法是要清肺潤燥，光喝水是不夠的，得搭配食用川貝梨糖膏，做法是將梨子洗淨後，不用削皮，將中心果核挖掉，將川貝 3 錢、冰糖少許，放入電鍋去蒸。也可以簡便的方式，用枇杷膏直接燉梨也行。

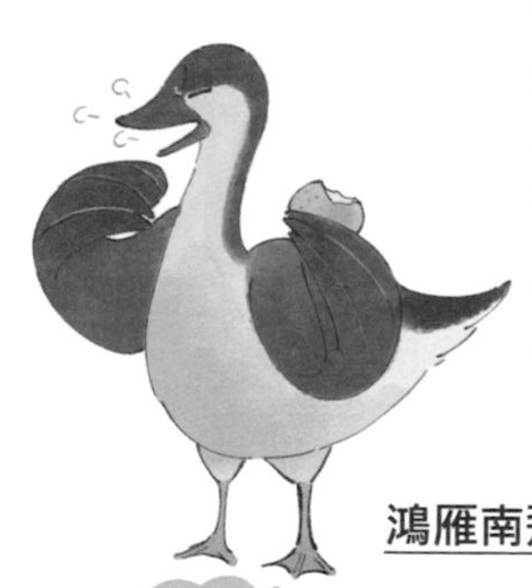

鴻雁南飛，體力消耗大，要多清肺潤燥。

TIPS

水梨皮也有藥效

水梨能潤肺涼心，消痰降火，而川貝也有清熱潤肺、化痰止咳的功能，所以將兩者一起燉煮，更有加乘效果，不過水梨皮本身也有藥效，通常會建議別浪費，帶皮燉煮食用。

第2候 雀入大水為蛤

古人的視野有限，以為鳥躲到水裡變成貝類，古人認為海是孕育萬物，所以像回到土壤去重新培養。最有營養的土壤就是沙灘或泥灘，到了寒露，海灘上沙子會比較乾淨，適合文蛤生長。

古人認為沙子乾淨就是比較虛，因為萬物從土壤中吸走很多營養，土壤不會肥沃。暗喻此時該培土，就是要養脾胃，因為這時脾胃較虛弱，也受到百脈的消耗。既然需要消耗，那就努力提升脾胃的貢獻。

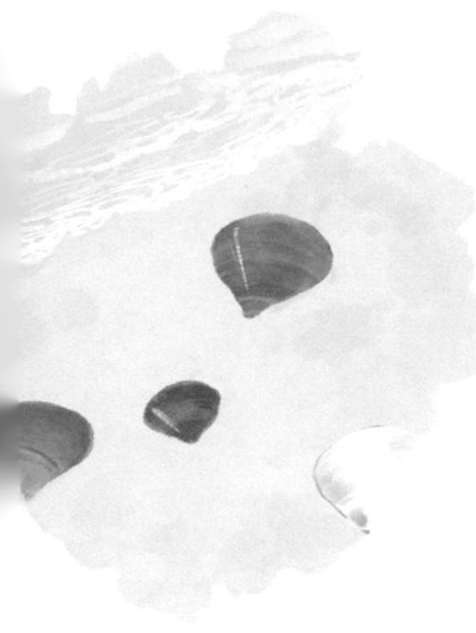

海灘乾淨，文蛤才好，相對要培土，補充沙的營養。

百合山藥粥照顧脾胃

可用百合、山藥、粳米（都用乾的）先炒過，再加水煮來食用，能鞏固脾胃。百合可通百脈，疏通後要拿到營養，山藥就是提供者，因為長在土壤深處，吸收了大地精華。粳米是古代的白米，沒有甜味，藥材行會用舊米來代替，越舊的米有很好的利水效果。

古人樸素的概念就是看到泥灘因為太多水，所以泥沙才會被洗乾淨，那就想辦法將多餘的水去掉。米吃多的原本就尿多，因為能利水。

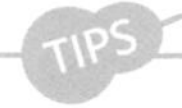

煮粥會快速升糖

百合山藥等以煮粥的方式處理，反而升糖速度會變快，若炒成粉再去沖泡，雖然比較費時，但對血糖的變化不大，效果也較好。

秋季適合吃白色食物

在節氣飲食中，百合的角色很重要。

秋季適合食用白色食物，像是能潤肺安神的新鮮百合，可以跟五穀雜糧一起炊煮當飯吃，口感綿密，也能與彩椒、蘆筍、絲瓜等非葉菜類蔬菜一起快炒，吃出清脆。不過百合該怎麼挑選較好，有些訣竅分享。

挑選與使用妙方

1. 百合是鱗莖作物，建議買整顆的會比較新鮮，選擇瓣大而且厚度均勻的為佳。
2. 鱗片包覆性佳，剝開後還會有砂土，清洗要注意。
3. 新鮮百合一碰到水，容易爛，通常店家會附上木屑包裹百合來防潮，避免腐壞。
4. 為避免百合腐敗，建議買回來盡快料理。

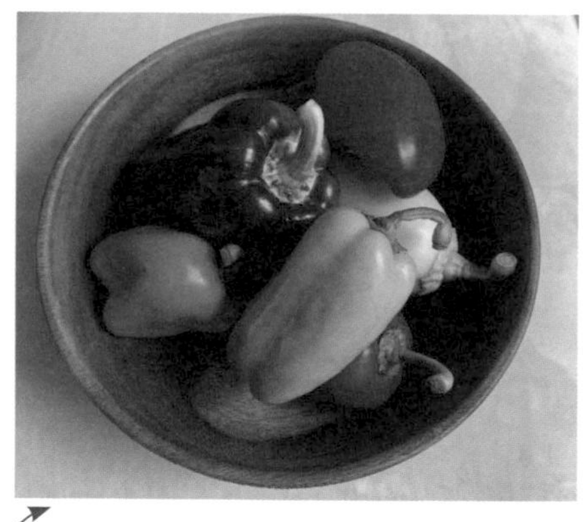

彩椒與百合快炒，就是一道清爽的秋季美味。

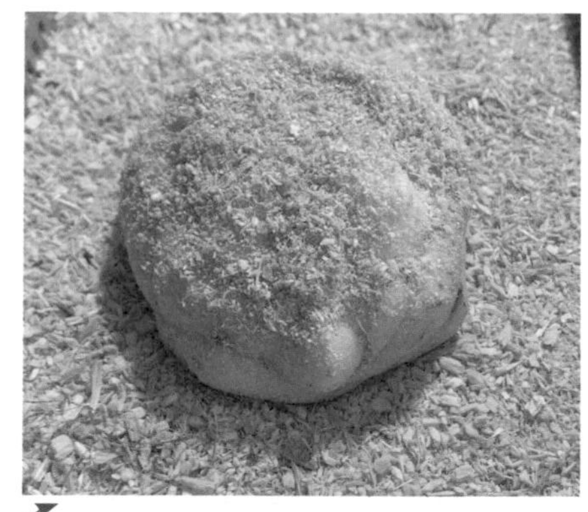

新鮮百合外層會包覆木屑，是為了防潮。

第3候 菊始黃華

到了寒露節氣最後五日，菊花不只是開花，而且是綻放出美麗的狀態，以此美好視覺為意象，就是提醒要關注外表的皮膚與氣色了。

先前提過「肺與皮毛互為表裡」，皮膚差的，肺也不會好到哪。所以寒露第三階段進入養顏時節，要讓血液衝到表皮上來，膠原增生，還要將黑色素代謝。

白木耳石榴果凍甜點養顏美容

除了直接飲用石榴汁，也可以用白木耳、紅棗，加點糖先煮好後，將渣渣濾掉，關火之後加入石榴汁攪拌，再加入果凍粉（其中的成分吉利丁可補充膠原），做成果凍食用。紅棗富含維生素 B12，可補氣血，而石榴含有女性荷爾蒙前驅物，有利氣色，古人認為長年食用石榴能夠脣紅齒白，女性若有性冷感者，也可藉此來作食療。

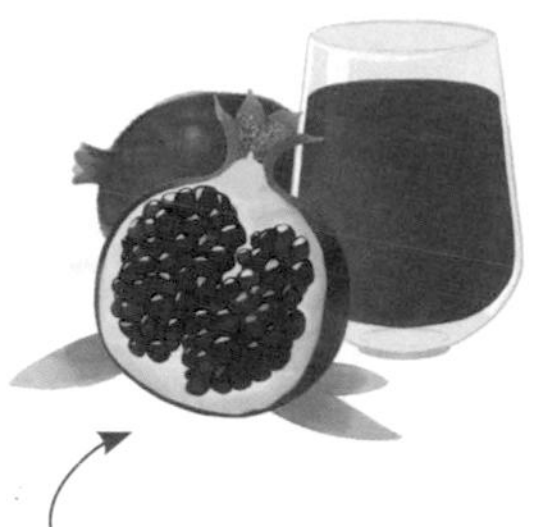

石榴汁或做成果凍，是女性保養聖品。

菊花在寒露節氣綻放的更美豔。

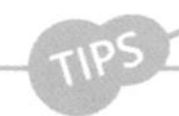

石榴果凍 DIY

試過石榴果凍較佳的比例是，份量約手掌大小的白木耳，6 顆紅棗搭配大約 200cc 的石榴汁，吉利丁粉 4 克即可，若使用的是吉利丁，得事先要先浸泡在冷水大約 6 分鐘直到完全軟化。

霜降

十月 23/24 日

節氣亮紅燈示警，身心養護關鍵期

準備接受冬日來到的最後倒數階段，
冷空氣比過去來得頻繁且重，
大自然正積極提醒我們，
身體得多點資源應援，養精蓄銳。

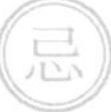

古人有云：「早補重陽，晚補霜降」在重陽時候進補是未雨綢繆，若是錯過了，就得在霜降進補，準備資源來對抗後續變冷的情況。

從白露、寒露，到霜降，秋天有三個節氣都跟露水有重要連結。

白露是霧氣，寒露物化後雖還是水，但已經有些結晶，到了霜降，完全變成固體了。霜降之後，冷空氣越來越頻繁，要體驗節氣的變化，野外露營最能明顯感受得到。

現代人雖是比較常待在室內，可是來到霜降，出外時還是能感覺到環境氣候有些改變，在夜間一些空曠處，或是樹頂的冷空氣，有可能某個瞬間就到零度。

零度是液態與固態的轉換點，零度以上我們還能用自己的的新陳代謝來產熱，若是零度以下就得靠外來的方式來產熱保暖。

在古代零度就是一個生存點。霜降節氣，像是敲響警示鐘，預告身體可能面臨的風險，光靠身體的新陳代謝不足禦寒，而有些問題也會變得嚴重，所以得未雨綢繆，身體要補充足夠能量，儲備資源來面對接下來會愈來愈冷的冬日。

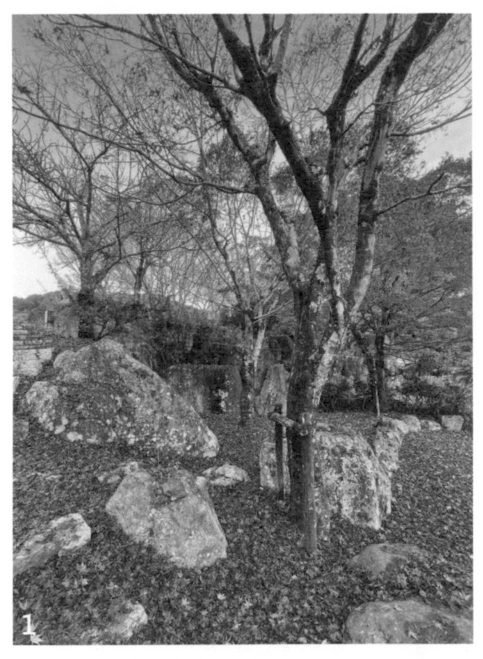

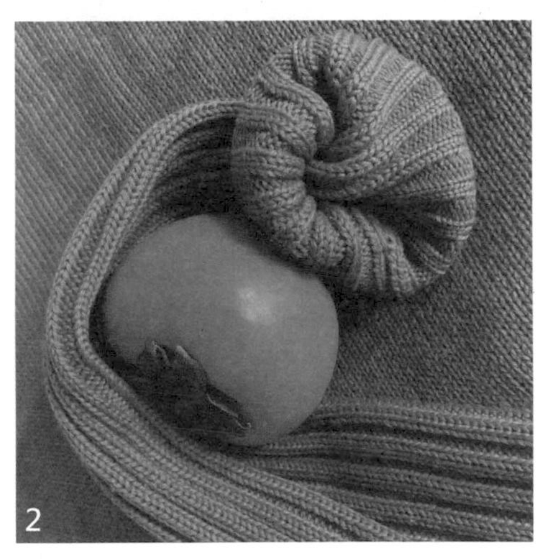

1. 霜降時節，冷空氣更明顯，空曠處的夜晚溫度更容易探到零度。2. 寒柿子紅了，秋意更濃了。

節氣觀察室

住在靠海地區，60幾歲的阿伯，有抽菸的習慣，從50幾歲時開始咳嗽，吃很多止咳藥沒有效，但沒有感冒，檢查後也不是氣喘，用噴劑也無效。

他總是從霜降節氣後會開始咳得厲害，醫生診斷為慢性阻塞性肺炎，但這病症偶爾才會咳嗽，也不會有太明顯的症狀或固定的時間點，而他卻在霜降節氣後，除了咳跟胸悶之外，還會拉肚子，半夜常起來上廁所。

基礎代謝差影響抗寒能力

以老先生的症狀，傳統醫學認為是喘症或是肺脹。感覺上，肺好像脹滿，吸不到氣，通常會被認為是腎氣不足，因為腎氣有調節溫度的能力。霜降時，忽然就會有寒氣降下來，而他的基礎代謝率原本就不足，抗寒能力比較不夠，當核心溫度一下子降低，為了保護自己，血管會收縮，身體的水分大量排到消化道，就會拉稀排尿。最好的方法就是提升基礎代謝率。

泡手腳搓腳底活絡血管

提升基礎代謝率通常建議慢跑或走路來鍛鍊核心肌群，不過這位阿伯已經容易喘還會咳，不適合用走路的方式，而是要補，不能用熱補要用平補（容易吸收的營養），不但要能潤肺化燥，而且需要快速地讓高能量進入身體，快點產熱，度過眼前的問題，也要注

艾草 vs. 桂枝 1：1 做足湯藥浴

可在水中加艾草、桂枝，以 1：1 的比例，用手抓一把，水要蓋過腳踝，搓揉腳底可激發陽氣，也更能吸收藥氣。這個方法可用在霜降時節，對莫名的喘咳有緩和作用。

意不能停留在體內太久，所以這時不適合用喝的，而是要以過水的方式來補強，才不會將餘熱留在體內。

過水不是泡澡，而是泡手腳就好。喘的人不適合泡澡，因為毛細孔會泡在水裡，毛孔無法有輔助作用會更悶！另外，手掌、腳掌的微血管非常多，加上指甲對營養或藥物吸收，會比皮膚多 10 倍，所以泡腳時，手要去按腳。

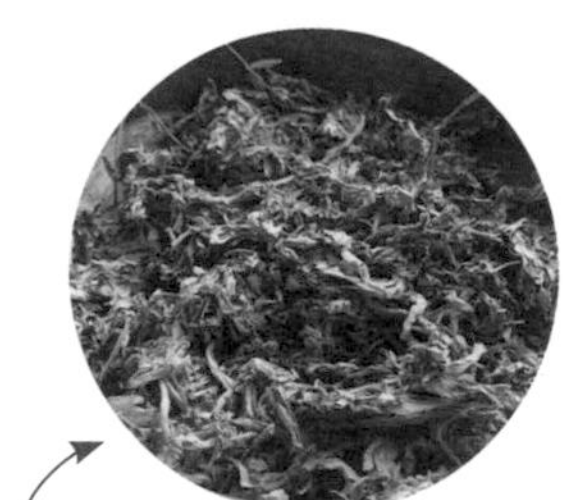

艾草可用來做草仔粿，也能和其他中藥混合做藥浴。

阿伯照做之後，大約 1 個月左右，就不咳不喘了。之後便能夠以走路來保養，畢竟藥物只是暫時性使用，運動才是長久的。

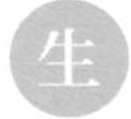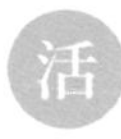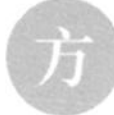

生活良方

走路提升基礎代謝

現代人生活環境比較便利，運動量少，身體的基礎代謝率容易低下，這不只是老年人，年輕人也會有這樣的現象。要提昇基礎代謝率，核心肌群的鍛鍊很重要，而走路是很好的方式，運動的核心在預防傷害，走路以輕鬆為主，如果一天一萬步，不要一次走太久，要分次累積，或者也可用跑步機，以穩定速度走路，每半個小時走一下，有助強化心肺機能。

腰椎自癒操提升腎氣

腰椎第二椎的體操，對腎氣有助益。但脊椎體操不要只練單一動作，要將七椎都練完，效果才會好。另外提醒，邊做體操時也要配合自然呼吸法，下圖示範是第二椎體操的其中步驟動作，詳情請參考《腰椎回正神奇自癒操》。

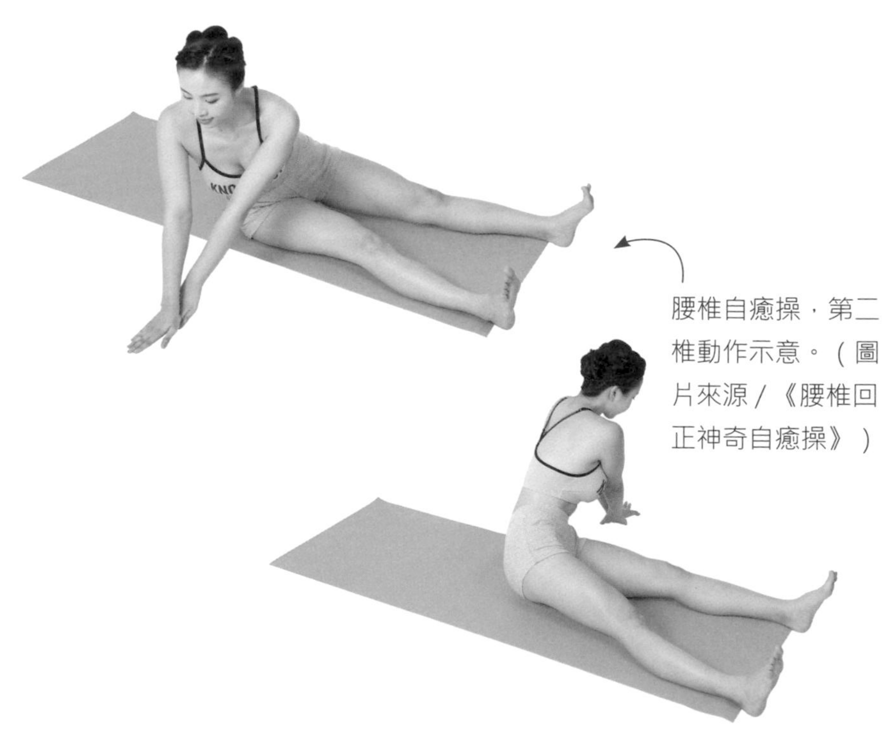

腰椎自癒操，第二椎動作示意。（圖片來源／《腰椎回正神奇自癒操》）

節氣 好生活

霜降三候．平補保水活氣血

節氣三階段從黃、橙、紅顏色轉變，象徵著身體變化，黃菊讓身體清明，橙色柿讓身體熱起來，紅色羊肉使氣血旺盛，臉色紅潤。

第1候 豺乃獻祭

豺狼為了儲存過冬的糧食，將肉類拿出來曝曬，看起來好像在祭拜，豺狼有群聚習性，牠們將食物攤開來，看起來很豐盛，豺狼都懂得分享並且感謝天地帶來豐收，也表示對環境的尊重，這段時間不殺生了，這樣的意象也讓古人有所感悟。

賞菊喝菊花茶養心

霜降也是除隱患的時候，意即重新審視自己的身體是否有邪氣，有無做過傷害自己健康的事。所以得養心，要賞菊，不光是看而是要聞香，去捧、去摸花瓣。菊花的香氣或是水分也有殺菌消炎作用，還可插花觀賞或是用菊花泡茶。

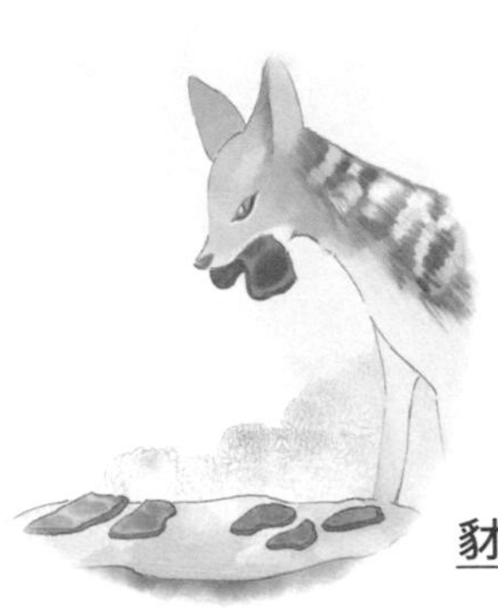

豺狼要存肉過冬，像在感謝天地豐收。

原來如此．種吳茱萸、白楊樹有抗病毒象徵

以前大戶人家的庭院會種白楊樹、茱萸和菊花，這些都有增年益壽除患害的作用。這些植物本身就有祛寒抗病毒的作用，所以此時飲用吳茱萸酒、賞菊正當令。吳茱萸可用酒來泡，或用菊花泡茶，酒料與菊花都能讓胃淨化，所以也能達到養胃的效果

第2候 草木黃落

曠野的氣溫變低，日照變短，花草的葉綠素不足，植物的液體凍成冰晶，細胞與維管束都會被撐開容易受傷，會枯黃脫水，古人云：「霜降殺百草」，北方此時整片草可能都乾掉了，我們也要注意脫水的情況，為了保暖而多穿衣服，身體會冒汗，這也是脫水的一種。不過在霜降節氣不合適用多喝水來補充，反而是要透過食物來滋養。

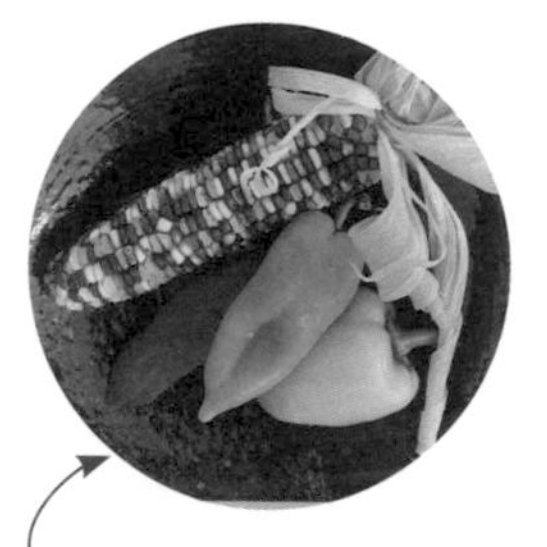

霜降節氣，大地用顏色轉變來提醒階段變化。

一天一柿子滋養身體水分

與這樣環境相應的就是柿子，此時如果夠冷，柿子的葉子會全掉，果實會變橘紅色，視覺相當美觀，不怕霜降寒氣的柿子，有蠟質會將水分留住，也暗喻著柿子不怕脫水，所以吃它可保持水分。這時以柿子來補身，皮膚或嘴唇比較不會裂，一天一顆就可以。

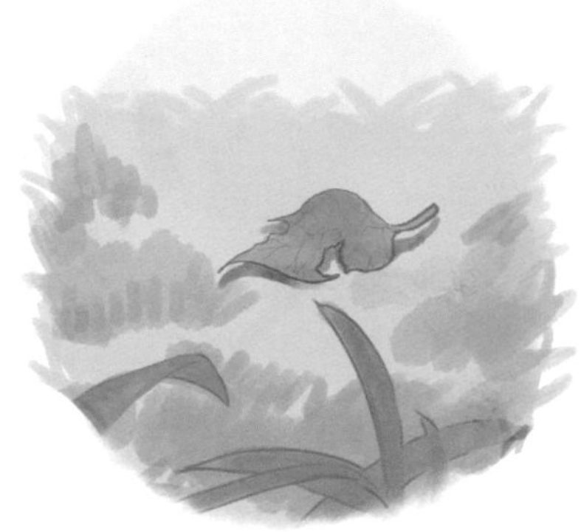

花草植物顏色由綠轉紅黃，逐漸枯萎，暗示得來補水分了。

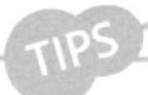

TIPS

顏色的視覺刺激也能養心

霜降三候的運用，從菊花、石榴到柿子，除了食用之外，視覺的欣賞也是養生重點，這段時間外在環境肅殺之氣更甚，所以學會把心放開，透過黃紅橘等顏色的轉變，理解生命綻放的意義，也是生活美感的滋養。

第3候 蟄蟲咸俯

昆蟲不耐寒，所以要將頭縮起來，看起來很像在點頭，小瓢蟲在此時節會湊成一堆，停止進食，準備冬眠前的暖身，真的是「抱團取暖」。牠們抱團時會吃一些難消化的植物，原本吃嫩葉，改吃比較有柔質的葉子，比較慢消化。咸俯也有躲藏、再生的概念，所以古人認為秋天霜降該進補了！

吃羊肉讓氣血充足

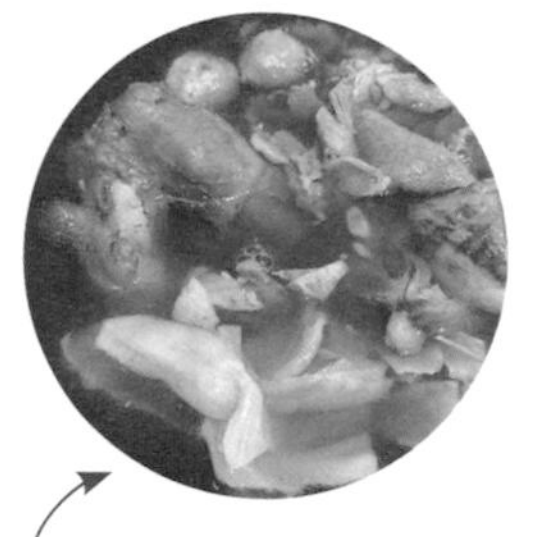

秋天適合來碗羊肉湯，平補好氣色。

秋天進補要平補，溫潤的補，要吃容易消化的蛋白質。此時吃羊肉，可讓身體的狀態均衡發展，還可補核心肌群，讓基礎代謝完整，也會使身體狀態變佳。當一個人基礎代謝率好，氣血便會充足，紅光滿面。

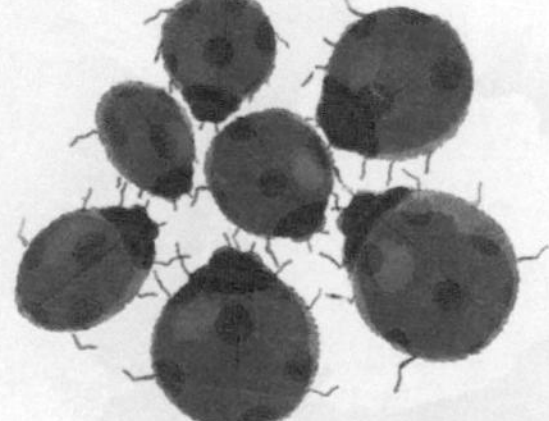

小瓢蟲抱團取暖，我們也該要進補禦寒了。

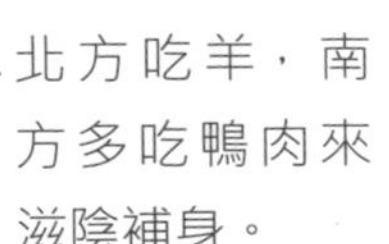

北方吃羊，南方多吃鴨肉來滋陰補身。

原來如此．南北吃肉補法大不同

吃雞補氣，吃牛補血，吃鴨滋陰。羊肉屬於溫補，卻是溫平，會覺得羊肉燥，是因為裏頭加了藥材緣故。兔子肉也是平補，在湖南因為日夜溫差大，燥氣重，所以吃羊肉、兔肉，而福建一帶卻喜歡吃鴨，因為跟北方人比起來，身型相對較弱小，滋陰可讓形體長得比較好。

IV

時令進行曲

冬

能量蓄勢待發中

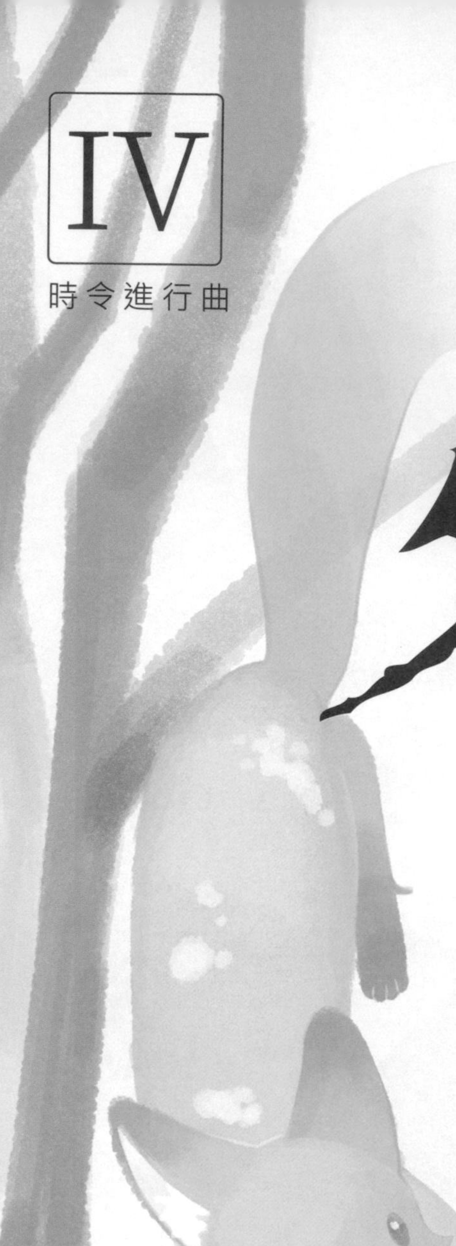

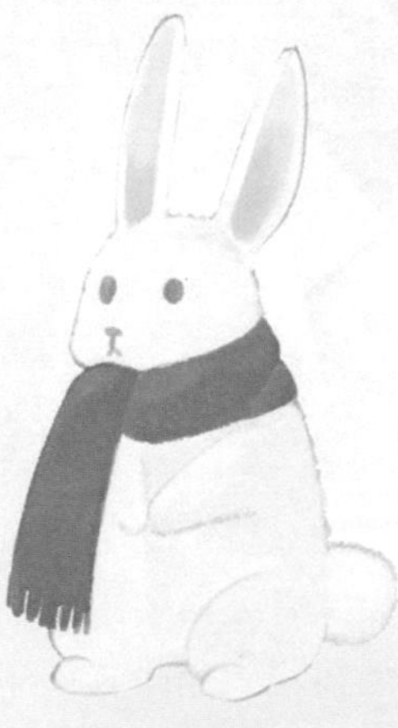

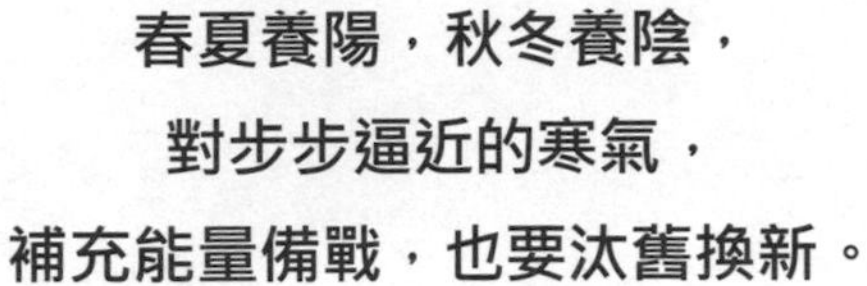

春夏養陽，秋冬養陰，
對步步逼近的寒氣，
補充能量備戰，也要汰舊換新。

- **立冬** - 點燃靈魂之火
- **小雪** - 溫和補運
- **大雪** - 調陰陽養五液
- **冬至** - 祈福賀冬
- **小寒** - 補腎氣健脾胃
- **大寒** - 除舊佈新

立冬

十一月 7/8日

神之火，循環的新起點

立是開始的意思，
冬的字源來自於「終」，
此時正是終結，
也是重新開始的時刻。

 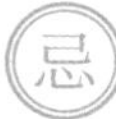

古人會在立冬那一天吃餃子，就是交子，在季節轉換時吃餃子，靠著麵皮來轉換秋冬之間食物的改變。麵皮吃下肚容易被吸收代謝，可快速獲得葡萄糖與熱量。

冬天裡，人們比較有情懷，要將今年的情感釋放出來，此時適合吟詩作對。

穀物收成後，秋老虎到來，是為了能好好曬乾穀物，如此到了冬天才能好好的收藏起來。而一年中的四立節氣，也是昭告天下的時節，冬天穿黑色衣服，面向北郊，迎接天地之氣以保佑家園，回來後要沐浴更衣。

立冬這一天，要認真清潔自己，把自己收斂起來，此時不適合喝酒，因為酒會促進身體代謝，也不吃葷，也不能有房事。

立冬也是秋冬之交，體質的轉換期。秋天肅殺，到了冬天要收藏，由動轉靜，變化比較大。冬季天涼、地涼、水也凍，對身體循環不好、氣血不佳的人來說，進入冬天後，很容易出現頭痛或手腳發麻的情況。

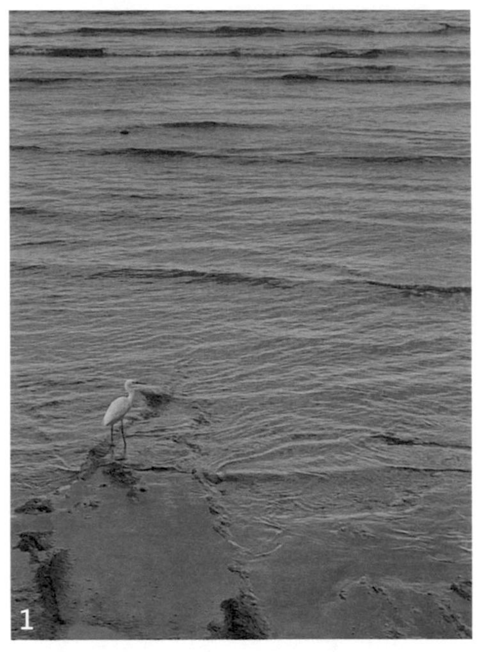

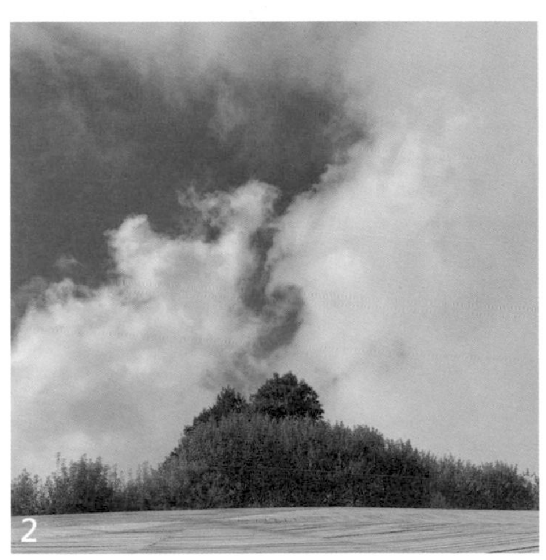

1. 立冬也是秋冬之交，換季時刻，由動轉靜，變化大。2. 冬天是收藏穀物，儲藏能量的時節。

節氣觀察室

有位家庭主婦，冬天到來她只要一洗碗就會偏頭痛，而且痛得厲害，鎖骨和頸椎處也會有不舒服，冷氣吹太久時也會出現這樣的反應。

中醫說她有內膜異位，內膜到處跑，會卡在某些地方，所以只要碰冷水，血管收縮會造成阻塞的現象，後來轉看西醫，以類風濕的情況來治療，她的血液中的確也有風濕免疫因子，可是頭痛的原因依然沒有改善。

綜合中西醫的說法，她是血液循環不好，加上免疫問題，但檢驗結果她的血液品質很好，既沒貧血也沒血脂跟膽固醇問題，風濕免疫因子略高而已，照斷層掃描，也沒發現腦部阻塞或血管曲張的情況。

寒氣影響體內循環

案例主角記得是 7、8 年前，去合歡山賞雪，回來後身體不適，原以為是高山症，但到了冬天一遇到冷水就開始發作，或吹冷氣才會不舒服。有可能是在高山受到風寒影響。

零下的風真的很凍，因風寒造成的血滯，通常會用川芎來治療，可袪瘀、卻風、止痛，活血化淤。

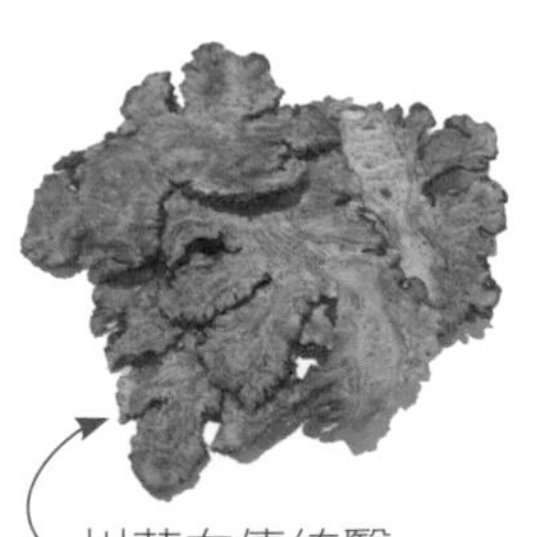

川芎在傳統醫學運用極廣。

川芎燉鱸魚讓身體產熱能抗寒

考慮她平常吃得清淡，皮膚蒼白，看起來有些嬌弱，營養不夠，身體無法產生足夠的熱能來對抗寒氣。後來建議用川芎、白芷去燉鱸魚（其實什麼魚都可以），重點是在川芎的效用，之所以搭配鱸魚，是取其表皮有黏液可利水，還能促進膠原蛋白吸收的作用。這位太太吃了一週，偏頭痛也就改善緩和了。

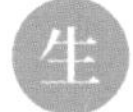

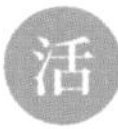

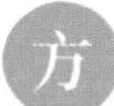

吃有油脂的餃子餡，提升身體儲熱能效率

秋天進補吃羊肉，溫潤蛋白質比較高，但單吃羊肉的吸收沒那麼快，若將羊肉包在麵皮里，糖質與蛋白質結合在一起，吸收會更快。蛋白質是木材，脂類是油，碳水化合物是紙張，要點火讓身體產熱產能，以燒紙（碳水化合物）點燃火苗（脂類），再添柴加油（蛋白質），火勢會更旺。

冬天的補法則是在餃子的內餡，裹頭要包的是梗類、果實或根莖類，像是花生、核桃、蘿蔔、菜梗、地瓜，加入花生油做成素餃子。種子含有纖維質與油脂，就像用厚重的油來燃燈時比較能持久。

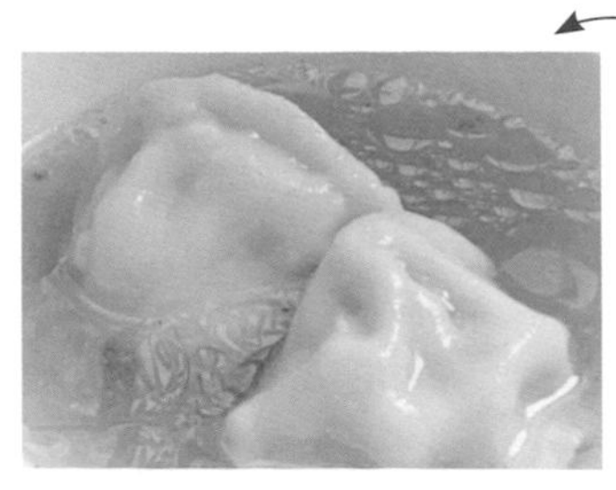

冬天要吃餃子，內餡要包核桃、花生等有植物性油脂的食材，有助身體備儲好的熱能。

川芎加白芷活血化瘀

川芎，可活血行氣、祛風止痛。白芷，可發表散風、通竅、止痛，兩者同時食用，能活血化瘀，適用於頭風、風寒或產後引起的偏頭痛、經期不適者。但不建議長期單獨食用，若是有治療需求還是得請醫師確認。

節氣好生活

立冬三候．補腦補身促進血液循環

吃點花生，喝個核桃茶，踩踩熱茶渣，透過外來的方式來增加熱能，才能祛除寒氣。

第 *1* 候 水始冰

水開始冰而停滯，用水象徵血液循環。

秋天時只是感受到寒意，因為那時身體的腎氣還足，身體還能產熱，但進入立冬第一候，腎氣開始進入收斂階段，冰的感覺就如刺，得要來養腎氣，不能傷筋骨，因此傳統醫學甚至認為立冬不適合用針，但是可灸，因為針會破皮，會造成血澀，針刺的地方，肌肉

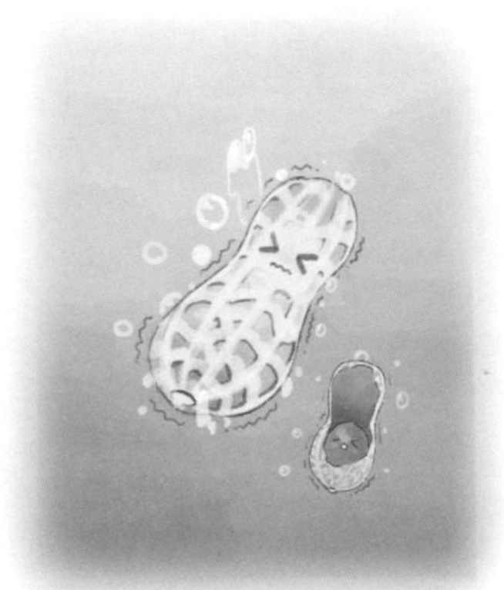

水開始變冰冷，
象徵肌肉血管因寒冷開始收縮。

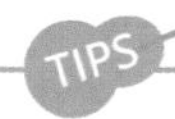

花生膜泡茶

花生的膜，可補脾益氣潤肺，長肌肉，讓身體得到能量。邊喝茶邊吃花生不錯，或煮成花生茶，也可將熟花生的膜剝下來，跟茶葉一起去沖泡。

會收縮，血管會壓到，血液比較流不過去，此處就容易受寒或壞死。

水煮花生養腎還可優化熱能

花生（長壽果），因為有好的油脂、好的膽固醇以及高蛋白與能防氧化的維生素 E，更因為沒有碳水化合物，所以不會快速燃燒起來。可提供身體能量同時，又不會加速新陳代謝，不易氧化，利於儲藏能量。

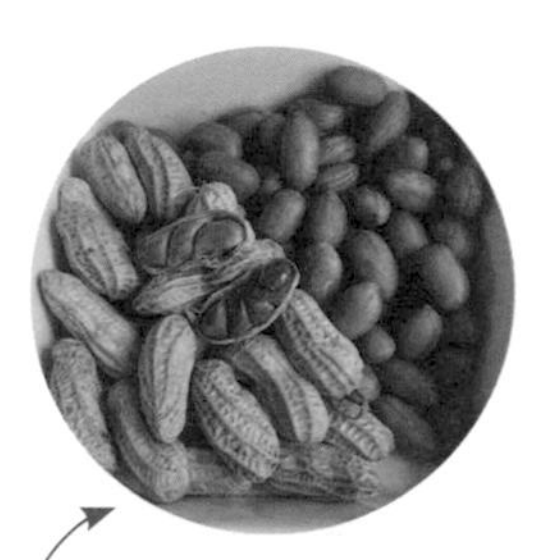

一碗水煮花生，補充好油脂好膽固醇，還有豐富維生素 E。

冬天時，大腦比較容易昏沉，花生還含有乙醯膽鹼，會讓人變聰明，外國有所謂的「聰明藥」主要就是這成分。怎樣吃花生最好？

最佳食用法就是水煮，花生湯非常補又不會加快新陳代謝，特別是產婦坐月子會吃花生，因為有傷口，需要抑制活化又要補，花生就是很好的選擇。

原來如此・立冬不吃豬肉怕生痰水腫

古人認為立冬時節，不可吃熊肉、豬肉、韭菜、蔥、五葷、辣椒與辛香類。豬肉吃多容易生痰，因為含鈉量較高，容易水腫，立冬吃豬肉容易讓人病，尤其前五天，只要是會讓代謝變快，使身體發汗的，會生痰水腫的食物都不要吃。

但正值坐月子的產婦該怎辦？豈不能吃花生燉豬腳了？！立冬階段雖然不適合吃花生燉豬腳，不過一般來說，燉豬腳對產婦來說，可以多奶水，花生的膜有白藜蘆醇，可抗纖維蛋白的溶解，讓血管比較有彈性，還可促進血小板產生，幫助凝血。豬腳有膠原蛋白跟彈力纖維，有修護血管與黏膜的效果，對出血症的人，月事不調的，血液品質不好的，都有補血之效。

第2候 地始凍

地表溫度已經零度了，寒氣不是在表皮而是進入體內，就像人們所說的，有一種冷是心裡真的冷，需要去找溫暖的物品來保暖，無法靠自己產熱來維持。此時要就溫祛寒，最好的方法就是用艾草溫灸。

古人說的「溫經之氣」，就是類似現代的遠紅外線。將熱放在紙張上，紙張的表面會熱，但背面不會熱，艾草的紅焰可穿透皮膚，但表皮不會很熱，幫助去掉濕氣逐寒。古時候會讓患者躺在鋪滿艾草的箱子，用燻蒸來治療，道理亦同。

艾草溫灸大敦穴顧肝護血逐寒

肝主血液，有將軍之官的稱呼，血液是肝的部隊，要運籌帷幄，懂得調度，肝功能好，就懂得辨別資源分配。經絡學上有個井穴，是眾多經絡聚集停留，修養補給之處，肝的井穴就在大敦穴，若能在大敦穴加熱，血液依序會送到生殖器官、肝臟、大腦和眼睛，立即感受到可讓頭腦清晰眼睛明亮，適合每天溫灸一次來護血祛寒。

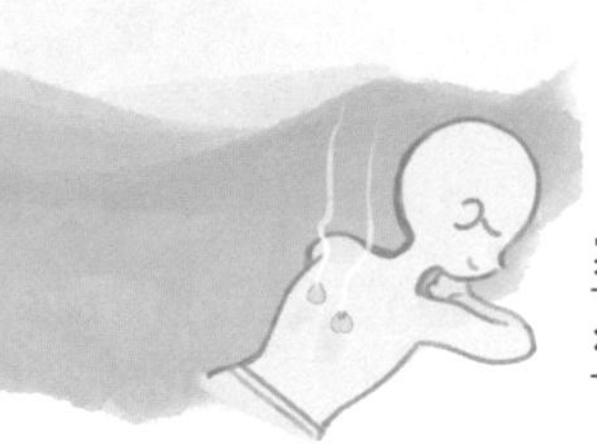

寒冷已進入體內，無法靠自己產熱抵禦，得用艾草溫灸驅逐寒。

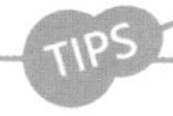

指甲按壓大敦穴暖化身體

指甲去掐或按壓大敦穴，能讓身體也暖起來，心裡的冷就會消失。可按壓 30 秒左右停一下，若還不暖和，再重複按壓。

第3候 雉入大水爲蜃

雞是鳳凰，屬火屬陽，蛤屬陰，這樣的意象暗喻所有陽氣都潛藏消失了，這種冷不只是心裡寒，而是冷到靈魂深處，用溫灸也不夠。第一候，以艾灸來補心，為生理之火、肉體之火，到了第二候要補腦，因為大腦是靈魂之火，神之火。

核桃仁補氣養血活化腦

如何補腦？可用核桃仁。本草綱目提到核桃仁可補氣、養血、益命門，吃核桃活化腦，特別是小腦，提高對環境溫度變化的敏感度，知道如何應對與調節，就不怕受到寒氣的侵襲。腦一旦不靈活，像物流中心CPU當機，集了貨卻延遲交貨，甚至不知送往何處。

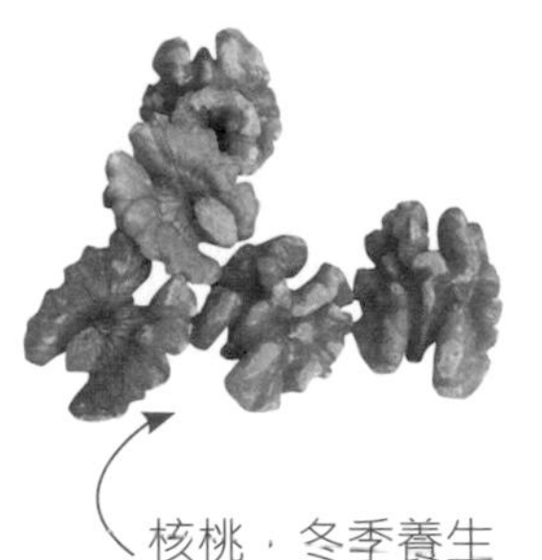

核桃，冬季養生聖品，沖泡的核桃茶能活化腦。

核桃仁的營養成分可通過腦關，以油酯包覆著微量礦物質可進入腦關，活化神經元，神經傳導變好，神之火就會旺，大腦功能就會提升。

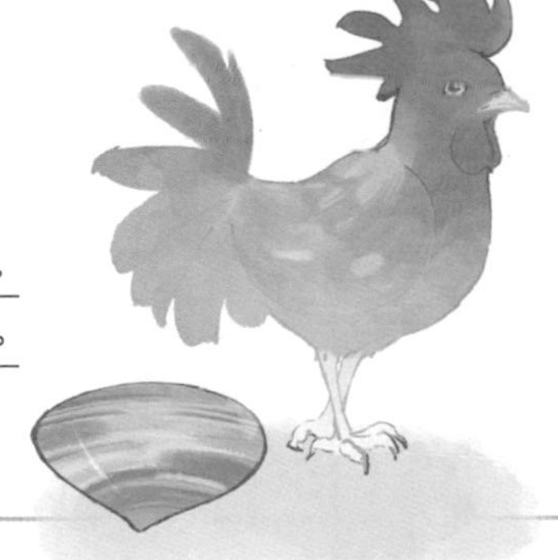

雞屬陽，蛤屬陰，冷到大腦的靈魂之火也受波及。

TIPS

鹽熱水沖泡釋放核桃仁養分

核桃用熱水加點鹽巴沖泡，可讓核桃中的礦物質釋放出來。用一點點鹽煮水去沖泡核桃，泡軟之後喝水吃核桃，也有人會用茶磚煮核桃，來泡核桃茶，剩餘的茶渣，放在腳下踩一踩 ，也有溫灸的效果。

小雪

十一月21／22／23日

天氣影響運勢，調整最佳生活規律

小雪節氣會運用到比較多易經的意象。
從天氣變化適度提醒保養節奏，
調和身體的陰陽，
也要整頓心緒的陰陽。

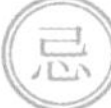

將床單或窗簾等較大面積的區塊換成粉紅色，對運勢有助。因為白是陰氣，紅是火氣，兩者混合成粉紅色，這個方法在小雪節氣特別適用。

節氣雖名為小雪，但其實還未到下雪的時候，而是指天氣夠冷了，寒氣上升，連空氣中的水分都開始出現凝結。

古書「群芳譜」中提到小雪在空中凝結，但降下來時卻成為水，只是有雪的樣子卻還未成形。真想要下雪，低溫與濕度都得足夠才行。台北的 10 度比日本東京零度還冷，因為台灣的濕氣比較重。

面對冬天寒氣步步逼近，會產熱來提升核心溫度，好與之抗衡，這時會產生所謂的內火，如果本身元氣充足，機能完善是不會有內火問題。誠如房子能接收到地氣再加上絕佳隔熱效果，何需開暖氣，不會有耗能、忽冷忽熱情況。

反之，身體機能差的，像是隔熱差的房子，外面低溫，人在室內會想點暖爐，內火就來了，冷熱不均衡，隨即出現皮膚長瘡或是眼睛不適、黏膜破、牙齦腫痛、偏頭痛等症狀。此時若未好好保養，容易受陰氣所傷。

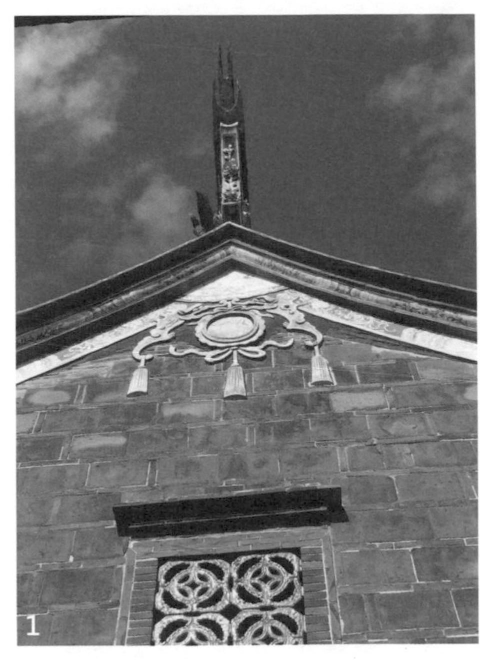

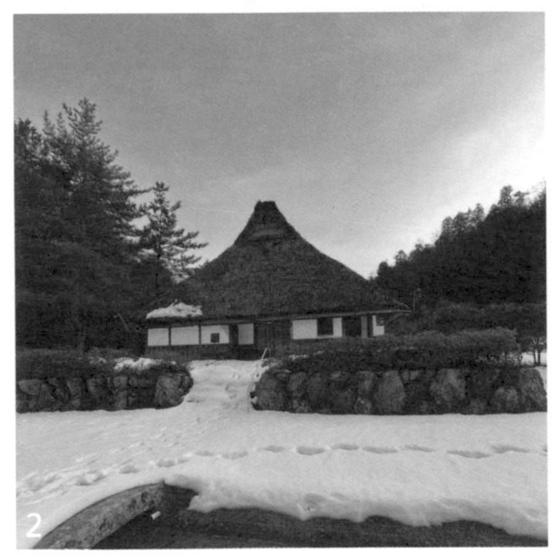

1. 面對寒氣步步逼近，體內會自行產熱能抵禦，相對也會產生內火。2. 小雪還不到下雪時候，但溫度確實日日下降。

節氣觀察室

有個 70 多歲的老闆，經常要應酬，帶的是全口假牙，也都有注意清潔，平常也沒什麼不適，但到了小雪節氣後，經常牙齦腫痛到連假牙都無法戴，嘴巴的黏膜也容易破，還有口臭，找醫生檢查，並沒有牙周病，也沒有蛀牙或感染的問題。

冬天會火氣大是內火過旺

個案問題就是俗稱的火氣大引起的，其他季節的火氣大多是外在的因素引起的，但冬天的火氣是自身引起的，就是體內的二氧化碳濃度過高！內火過旺，身體的氧化速度就會變快。

其實從立冬開始，因為寒氣的關係，內在的二氧化碳就比較難排出，體內二氧化碳濃度容易變高。有人會有牙齦腫痛，口腔黏膜破，到了小雪節氣會更明顯。

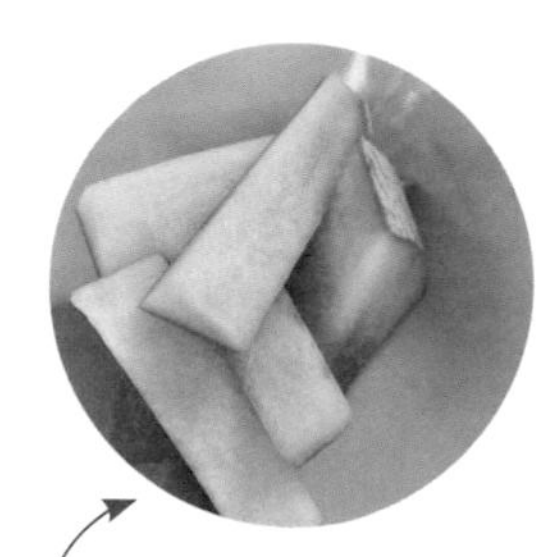

白色西瓜肉可清火降氣。

新瓜汁漱口清火降氣

新瓜汁就是將西瓜皮白色部分榨汁使用。西瓜皮有天

原來如此．二氧化碳濃度會影響口水殺菌

口水本身的硝酸鹽有殺菌作用，但是當血液中的二氧化碳濃度過高，口水的硝酸鹽降低，就容易產生厭氧菌，導致有口臭火氣大的現象。

然抗生素的效果，但冬天不適合吃西瓜，會過於涼寒，所以會建議用漱口方式，將它含在口中一兩分鐘後再吐掉，口臭牙齦疼的問題迎刃而解。另外，將新鮮百合、白蘿蔔和甘蔗汁混合榨汁，每天喝一些，也是很好的清火降氣保養選擇。

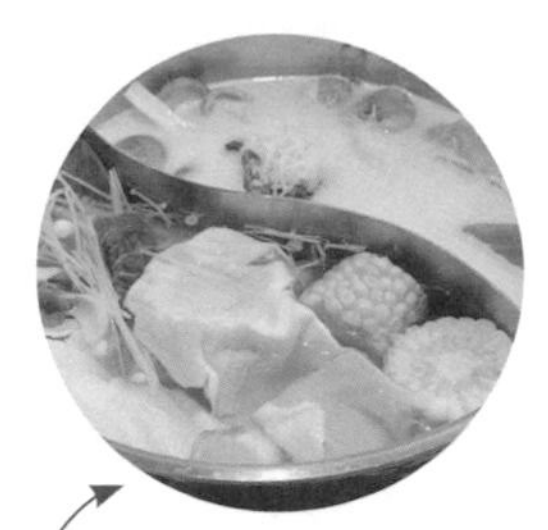

冬日吃點大白菜火鍋，有助調節內火。

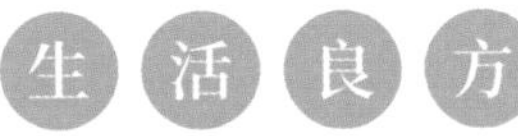

小雪養生口訣：遠三白、近三黑

大白菜也可以調節內火，這也是為何北方人喜歡在冬天吃酸菜白肉鍋的緣故。這時吃白色食物確實可養生，但有三種白色食物，絕對要少吃：白糖、鹽跟豬油，碰了會容易產生內火。一旦火氣大，就吃得清淡，要多吃黑木耳、紫菜、紫米（其實都是紫得發黑的顏色）。

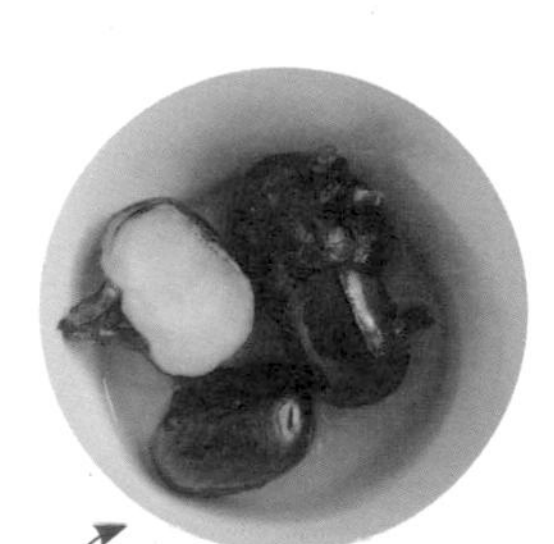

荸薺是紫色食物，適合冬天吃可清熱。

內火是從肝而來的。肝能幫身體產生能量，行走的路線都是在肝經，因此症狀多出現在眼睛、牙齦、黏膜、扁桃腺和鼠蹊部等，而且腳踝或腳掌也容易扭傷。身體之所以產生內火是因為不足，所以不是要滅火，而是讓火氣調和，發揮能量。

原來如此・補腎水腎氣就是在幫肝

黑色食物補腎水，紫色食物可補腎氣，肝是產熱加熱的機構，血液循環要靠腎氣推動，還有循環對流的功能，照顧好腎，連帶肝也會受惠。

節氣 好生活

小雪三候・色感保養調和陰陽

多吃豆腐、麻糬、大白菜，住家換上粉色家飾，可調和陰陽補運，不會被陰氣給「陰」了。

第1候 虹藏不見

彩虹是雨中日影，得要有雨加上陽光折射才能出現，小雪雖然有濕氣，但水氣在空中就被凝結不通透，無法發揮折射效果，暗示陰氣、寒氣漸進的來了，承受陰氣同時，內火會跟著出現，因此得讓身體有緩衝期，及早做準備。好比當寒流快來了，暖氣爐得先加點煤油，先小火點著，等真正冷了，這時要快速加熱就容易。

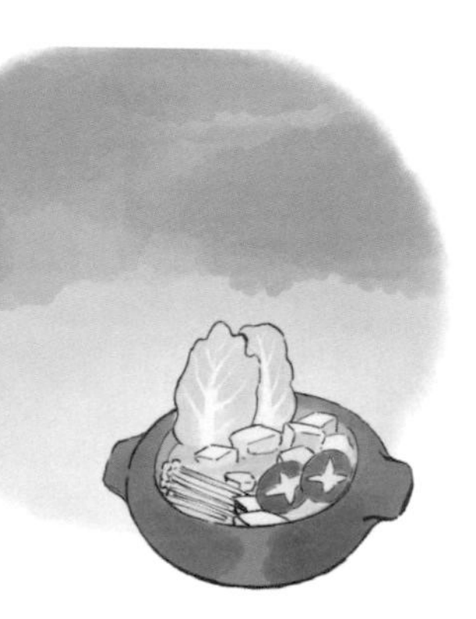

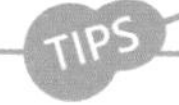

陰氣漸至，得預作保暖準備。

睡前吃荸薺不怕冷

小雪吃荸薺。荸薺，外皮深紫色，肉是白色，口感脆脆，南方人稱地下雪梨，因為可清熱；北方人稱為江南人蔘，因為可補氣。可用甘蔗汁與荸薺一起去蒸，削不削皮都可，將荸薺放到碗裡，甘蔗汁蓋過即可，放到電鍋蒸熟即可，睡前食用，睡覺時比較不會冷。

TIPS

白菜豆腐湯降火

小雪最適合吃白菜豆腐湯！很多醫院的餐飲販賣部會有白菜豆腐湯，因為很多人感染或開刀之後都會有火氣，白菜豆腐容易取得，也能降火氣，而且能讓火氣得到好的運用，而不是被壓抑。

第2候 天氣上升 地氣下降

從命理與神秘學角度，這時節也很重要，會影響到運氣。前階段感受到陰氣，到了第二候，我們若能承接好的陰氣滋養加上大地的陽氣來輔助，就能達到陰陽相交，讓生機開始循環。事業感情順利，精神也會好，身體的氣鬱滯了，心神不明，昏昏欲睡，體力也不好，思緒無法清楚。若陰陽失調，情緒容易不穩定，身體自然也會有不舒適感。小雪得調和身體與心緒的陰陽。

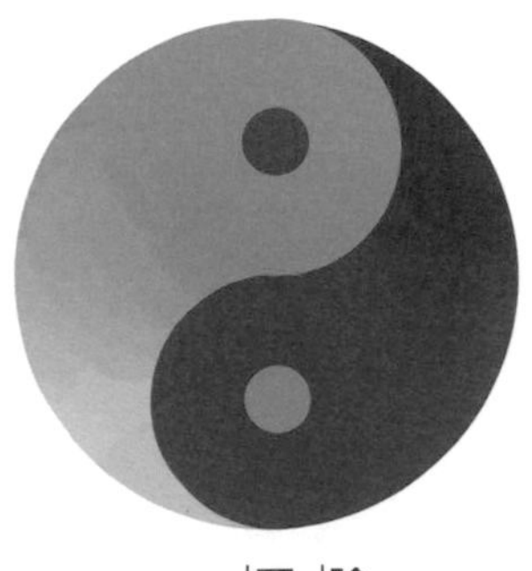

陰氣其實也是一種滋養，天與地之氣一升一降，有陰陽交泰之象。

白紅色互混粉色互補陰陽

調整陰陽，可以透過顏色的補充 — 白與紅結合成的粉紅色，藉由居家裝飾或穿搭來補運。白色是金氣也是陰氣，是水凝結而成，紅色是火氣也是陽氣，兩者結合的粉紅色可視為水火既濟，兩邊互相提升，可發揮功能。

水與火透過金的元素協調，就像燒開水。用鍋子裝水，下面點火，火的熱量透過鍋子（金）轉換給水，水轉為水蒸氣，得到能量。而水的寒氣可透過金氣，讓火不要過旺，彼此調節還能產生能量，從「水火不容」轉成「水火既濟」。

TIPS

菠菜豆腐湯提高大地陽氣

人是小宇宙，可借助大地來調和，改吃菠菜豆腐湯吧。菠菜可健脾胃補肝腎，能將大地的木氣提煉出來，豆腐又能解熱，結合起來可將冷熱調和。

第3候 閉塞成冬

男人為陽，女人為陰，小雪第三候陰氣很旺，因此女性運勢相對會較佳。

在農業社會，男人於春夏秋是生產力的主導，但到了冬天，農閒時刻，家中糧食的調度分配就是以女性為主。古人之所以如此，是因為感應天地的法則造就人倫，即使到了現代，男性到了冬天，體力元氣方面會比較低下，女性反而是比較精力旺盛。

女性氣勢運勢到冬天會變旺

陰氣極盛將陽氣壓抑，女人只當家一季，如果完全無制，就會想當王，女人鬥起來比男人還狠，所以這第三候的感覺，古人是從男性的角度來看，才用天地閉塞來形容。

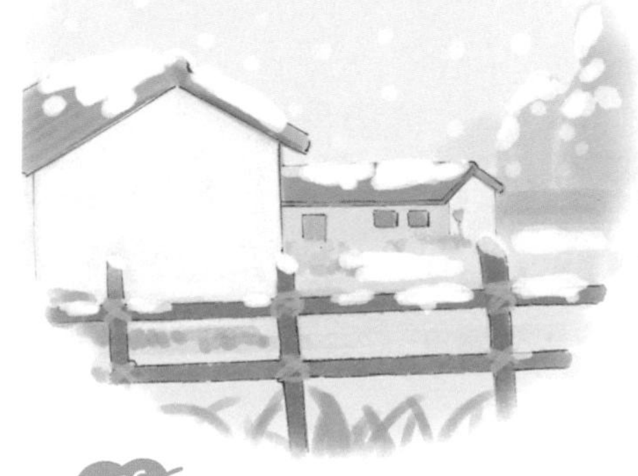

小雪第三候陰氣旺，暗示家裡的主人到了冬季，變成女性主導。

TIPS

要用黨蔘煮粥活化腎氣

傳統藥方提到的人蔘是黨蔘，人蔘得視個人體質使用，但黨蔘是養生食藥材，藥效較溫和，較能普遍使用，故使用黨蔘、枸杞、粳米，一起熬煮後食用，可補肝腎脾胃，還能益腎氣。不論男女，陰氣過重時都容易傷腎氣，所以要活化腎氣。

羊肉白蘿蔔湯平衡寒氣

天地閉塞期間怕寒氣過旺影響身體，飲食方面適合來點羊肉白蘿蔔湯平衡一下。羊肉溫補，熱力可持久，白蘿蔔解熱，讓湯頭不會太燥熱，能對抗外界的陰寒，順利的承接高冷的陰氣。

若是人體已經被陰氣所傷，陽氣不足，容易喘、疲累，就可運用人蔘枸杞粥。

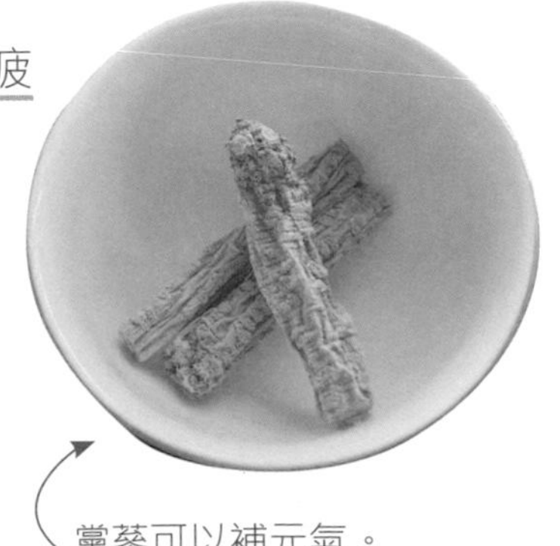

黨蔘可以補元氣。

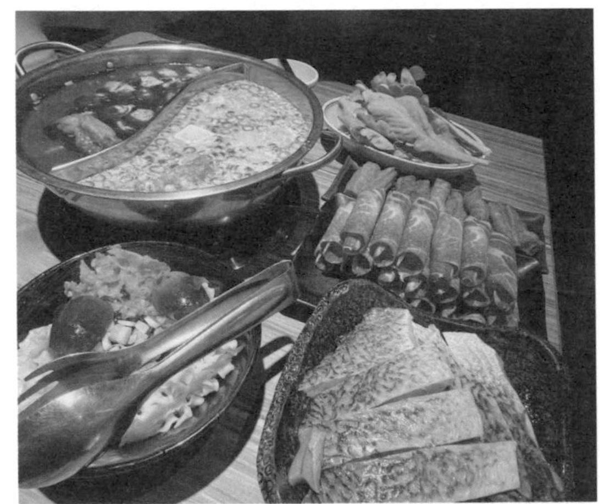

冬天吃火鍋建議肉類點羊肉，可對抗外界寒氣。

原來如此．粉紅色補運

女人屬陰，穿上紅色系衣服會變溫柔。因為有陽氣滋潤，溫柔得以外放，散發出光芒，若只有陰氣沒有火氣的支撐，偏陰暗不顯眼，就像女人若只是蒼白但不紅潤，就不好看，但能脣紅齒白，氣色就好。

此時節特別強調的粉紅，就是紅色多了點白色，穿粉紅色的女性容易讓人有好感，男人將粉紅穿戴在身上，較容易跟女性社交融洽，所以單身男性想找對象，小雪穿粉紅色衣服，有助情緣。

大雪

十二月 6/7/8日

寒氣最重時刻，
又到了吃補養生旺季

雪的形成、落下與堆積，代表寒氣的起落。住在熱帶、亞熱帶地區的人們，可能無感，但溫帶地區的朋友們，得小心保養了。

 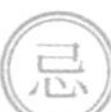

春夏要養陽，秋冬要養陰。陽是指功能，例如活動力、神經傳遞能力或是思考的能力等。陰是指實質的，像是肌肉、骨頭、臟腑的組織與功能，例如心跳速率、造血功能等。

雪是水氣被凝結，下雪時空氣中反而是比較乾燥，到了大雪節氣，完全就是寒冷乾燥狀態，對呼吸道與黏膜就比較容易乾澀。雖然在台灣的平地要下雪不易，但到了大雪，還是會有相關的反應，只是沒那麼嚴重、明顯，若是溫帶地區就要特別注意保養。

到了冬天，因為負荷變大，環境太乾，身體要吸收水分，悶久了濕熱又要排除，太冷要趕快提升新陳代謝，身體要應付的情況較多，便消耗過度，令腎氣容易不足，陽氣跟著不足！相對汗水、唾液或體液的代謝與儲藏功能不良。

因此秋冬容易出現五液病。五液包括汗、涕、淚、涎、唾，除了汗水、鼻涕、淚液，涎是分泌物，像是皮脂腺、眼油、耳垢都是屬於涎。唾則是口水，屬於消化液的一種。若五液調節有問題，就要將腎氣補回來。

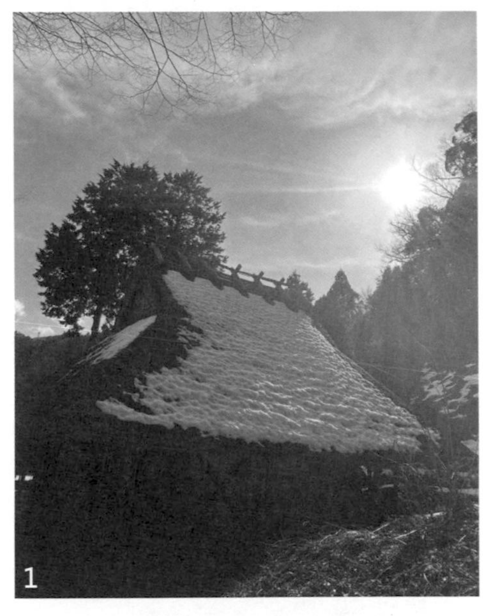

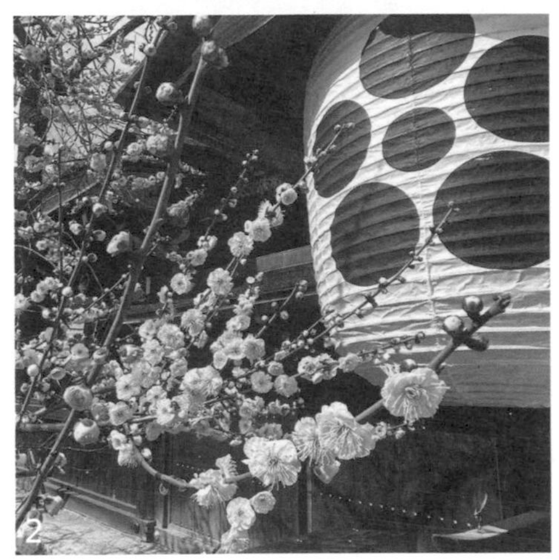

1. 大雪節氣，寒冷乾燥，身體負擔變大。2. 冬天，身體消耗熱能大，容易引起五液病。

【更多大雪節氣養生可線上聆聽】

節氣觀察室

60 多歲女性華人，住在加拿大接近阿拉斯加的區域，那裡有半年幾乎都在下雪，但她每到下雪時就會清涕流不停，雖然在非雪季天氣穩定時不會流鼻水，但一天內溫差或氣候變化大時也會出現症狀，到了雪季，即使室內有暖氣，照流不誤。

從 50 多歲開始出現症狀，看過很多醫生，檢查沒什麼異樣，臉色就是偏黃，容易健忘、手腳冰冷，流鼻涕時還會帶點耳鳴，有白色舌苔，常覺得嘴巴很乾。

高麗蔘幫助腎氣不會消耗過頭

案例的狀況就是五液病，會對應不同的臟腑。腎氣不足是基本盤，若加上心氣不足就會流虛汗，肺氣不足會流鼻涕，脾的氣不足會有涎的問題，如果是腎也有功能不佳，就容易口乾舌燥，也容易牙痛或偏頭痛。

緩解五液病，需養陰，根據不同弱處來養五液。例如流清涕，代表腎氣不足，要養腎氣，重點要閉藏，就是別過度使用腎氣，腎上腺素以及身體新陳代謝功能都屬於腎氣。比如天寒穿得太少，身體為了保持恆溫，所以要加快新陳代謝，腎氣的消耗就變大。用高麗蔘不讓腎氣消耗過頭。

不過患者住在加拿大，原有喝花旗蔘茶，但說無效，其實她應該要用的是高麗蔘，因為不是要補腎氣，而是可以將腎氣閉藏，不會消耗過多。

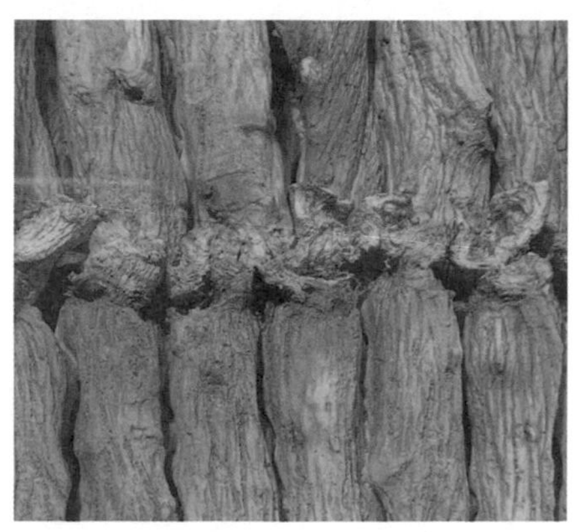

人蔘不能亂用，將腎氣閉藏的是高麗蔘。

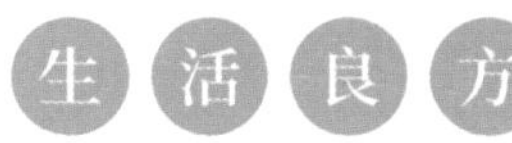

中老年人易有五液病，喝高麗蔘湯改善

黃帝內經有提到「年六十，陰痿，氣大衰，九竅不利，下虛上實，涕泣俱出矣。」，「陰痿」就是人的肉體已經衰敗，功能也會變弱。「不利」指功能不好，「下虛」代表大小便不順暢，「上實」就是經常流鼻涕眼淚。如果有五液病的症狀，代表你也老了，可喝點高麗蔘湯來改善。

原來如此，小孩流口水是腎氣不足

民間有為小孩收口水的習俗，小孩經常流口水，是因為腎氣比較不足，讓孩子喝點高麗蔘湯，可緩解。大人對室內外忽冷忽熱，身體調節不易，容易流眼油，也會讓腎氣耗損，也適用高麗蔘。

節氣好生活

大雪三候・神補、藥補、食補、酒補

大雪節氣期間有四種補法，神補是補功能、補陽，藥補、食補與酒補，是補陰，顧臟器、修補實質形體。

第 *1* 候 鶡鴠不鳴

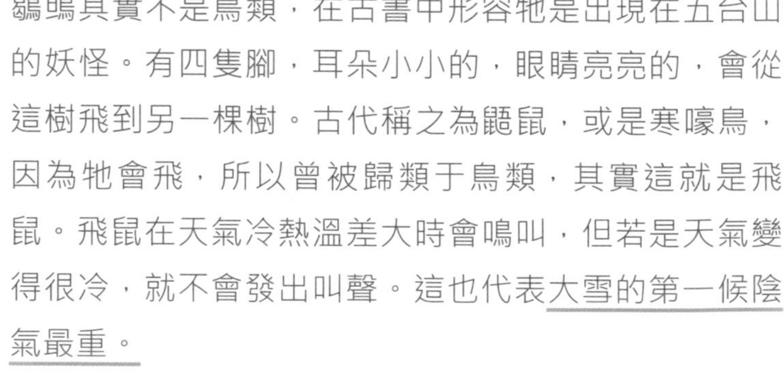

鶡鴠其實不是鳥類，在古書中形容牠是出現在五台山的妖怪。有四隻腳，耳朵小小的，眼睛亮亮的，會從這樹飛到另一棵樹。古代稱之為鼯鼠，或是寒嚎鳥，因為牠會飛，所以曾被歸類于鳥類，其實這就是飛鼠。飛鼠在天氣冷熱溫差大時會鳴叫，但若是天氣變得很冷，就不會發出叫聲。這也代表大雪的第一候陰氣最重。

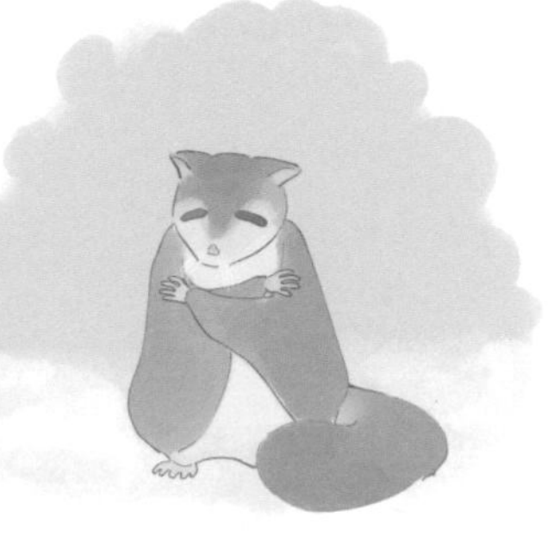

飛鼠冷到不能出聲，表示大雪第一候陰氣最重。

枸杞藥膳調腎氣

古人認為牠是妖物，也屬陰，天冷到連牠都不叫了，表示寒氣已經來到最盛，對人體容易有害，而身體最陰的臟腑就是腎，所以這時對腎氣也是考驗期。要用藥膳來補，尤其枸杞是重點。很多藥膳中都有它的存在，這時適合用枸杞來入菜。

枸杞配肉吃好吸收

枸杞不建議打成汁單獨喝，要跟其他食物特別是肉類一起食用，因為枸杞有脂溶性的營養，與肉類同食，營養吸收更好。

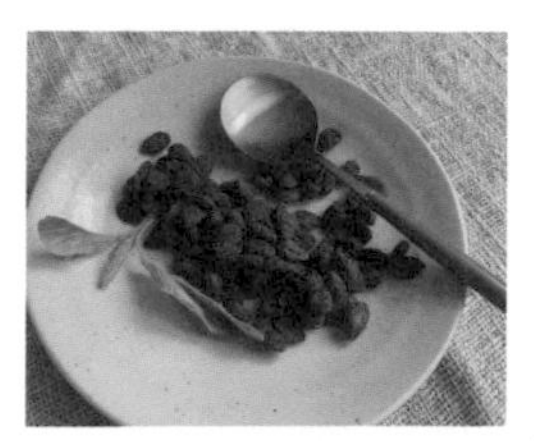

第2候 虎始交

到了這時陰氣雖盛，但陽氣也開始出現，陰氣刺激了陽氣起來而有反應，所以感陽而交，不只是老虎，許多大型的哺乳類動物都是屬於陽物，天寒在洞穴中繁衍下一代也是自然之事。人類的陽氣同樣也會在此時開始活絡。

為了繁殖，需要有體力，第二候需要食補，補充優質蛋白質與膠原來滋陰，例如：魚、海參、貝類等海鮮，而豬皮有豐富膠質，所以火腿或肉類加海鮮來食用也適合此時節。

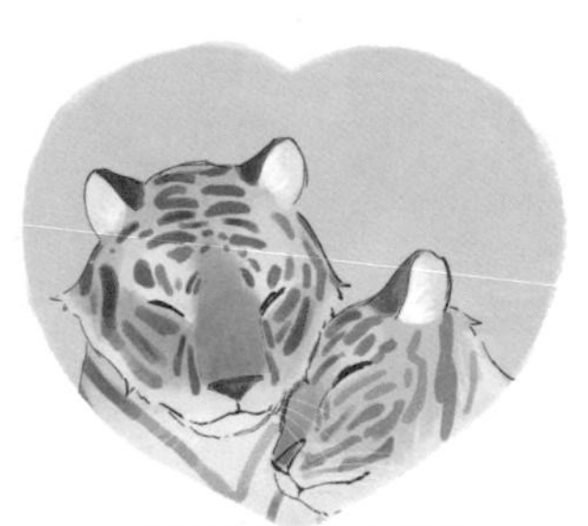

天寒地凍，哺乳動物躲在洞穴曬恩愛。

第3候 荔挺出

荔挺是一種蘭草，葉如箭，陰陽有種特殊的平衡，蘭草開始出新芽，代表陽氣噴發，功能要好，陰陽都要同時活絡，此時也是萌新的時機點，就是讓身體的能量要有一個新的開啟，得用到酒補。

但酒補不是直接喝，而是把酒跟蔬菜或簡單的蛋白質一起煮食，主要是蔬菜類的纖維質，沒有纖維質當緩衝，酒精一下子進入胃部，瞬間吸收過多，原本要藉酒來興奮身體機能，此時卻會變成麻醉效果，功能反而會遲緩，失去了補的意義！

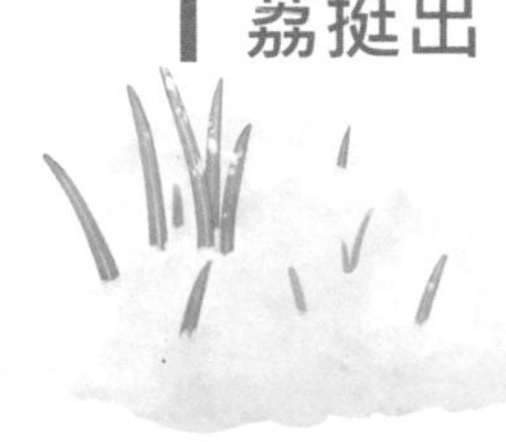

荔挺長在陰氣很旺的地方，在大雪生長得好，表示本身陽氣夠重。

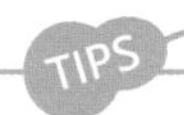

補身的酒以蒸餾酒為主

補身的酒料要滋陰補陽，必須有發酵過，蒸餾過的酒，沒蒸餾過的小米酒不適合，這時可用大蒜、茼蒿跟米酒一起炒來吃，或是用蛋、薑、麻油、米酒也可以一起煮。

冬至

十二月 21／22／23 日

祈福賀冬，最有口福的季節

冬至有亞歲之稱，
陰氣到了極致，隔天開始回陽，
正因為是一個新循環的開始，
被視為大吉之日。

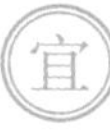

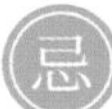

陰氣不光是冷，還代表地球的電磁、太陽風。太陽的輻射，因為角度的關係會影響到我們接收到輻射熱能的程度，這種因為能量降低的過程也稱為陰氣，會壓抑身體機能。

冬至對身體健康是很重要節氣！是判斷身體機能好壞的重要時節！

肺主皮毛，除了皮膚在外，呼吸系統的黏膜是可以跟外界的空氣接觸到，若能獲得更高的氧氣，甦醒活化的情況就會更好。

所以冬天的前半段沒好好保養，冬至時容易出現胸悶、疲勞，容易喘的現象。

其實冷空氣中，因為密度的關係，含氧量會比較高，但這階段的寒氣會壓抑身體機能，如果在冬至這段時間，有人覺得神清氣爽臉色紅潤，那表示身體健康；哀聲嘆氣，胸悶氣鬱、無精打采的，就是機能不彰，陽氣不足，肺功能不好，氧氣交換率不佳。

流感或其他病毒感染都在這段時間感染力變高，我們能不能避開傷風感冒，就看冬至這一關了。

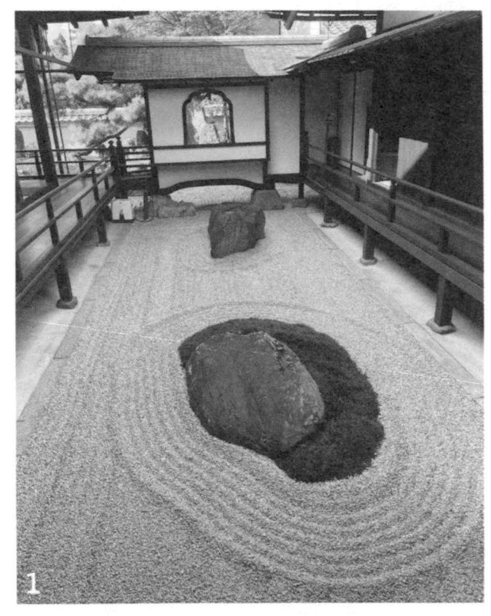

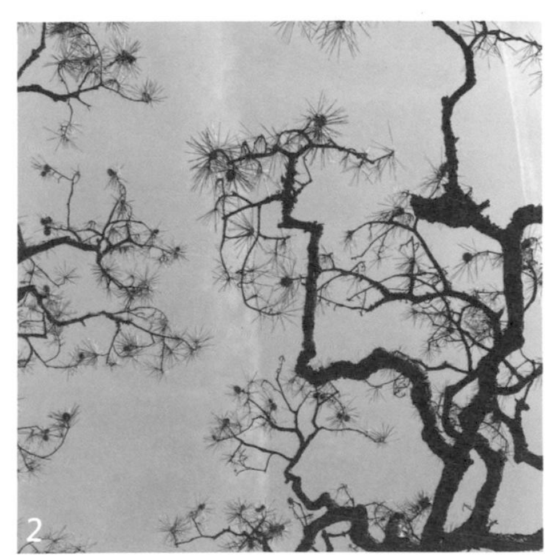

1. 冬至是對身體健康很重要的節氣。
2. 冬至是身體交出成績單的最佳時機，很容易感染流感。

【更多冬至節氣養生可線上聆聽】

節氣觀察室

30 多歲的男性，過了十幾年阿宅的日子，冬天時身上開始出現一顆顆像痘子，紅紅的，上面還有點黑黑的情況，傷口不會好，有醫生認為他是受到病毒感染，但治療後沒有改善。其實他的患部不熱，反而是涼涼，因為熱輻射低，也沒有血液流過去，他的情況正是所謂的「蒙娜麗莎症候群」！

交感神經會影響代謝失衡

所謂的「蒙娜麗莎症候群」，這是因為交感神經異常造成代謝異常！為什麼她似笑非笑，不是搞神秘，而且她脖子偏粗，手指有點水腫，皮膚的泛白狀態是高血脂、高膽固醇的狀態。

那時代的女性，大多是貴婦才比較會有高血脂，而且代謝率低下，因為被當成金絲雀圈養，無所事事，沒有生活目標，現代很多阿宅也是如此。有蒙娜麗莎症候群的人，自稱吃得也不多可是還是胖，這都跟代謝率有關連。

身體虛弱忌諱拍打大力

幫忙拍打者透過輕輕拍打，就將能量分享給需要的人。但是當收受的那一方身體較虛弱時，切勿重力拍打，而是要輕輕地拍，對於代謝的問題就能達到改善效果。

拍打肺經、膀胱經通道，提升核心溫度

冬至時節，因為陰氣與陽氣的對抗，容易讓甲狀腺低下，導致影響代謝。若是代謝異常，身體的核心溫度降低，可用拍打全身或是手部的肺經與腳背的膀胱經的通道，也能像土耳其浴，用藥草捆成一束來拍打身體，就有改善效果。所以後來就請女友負責拍打他的手腳，大約 1 週，沒有擦藥，他的傷口漸漸收口，而且瘦了 1.5 公斤。

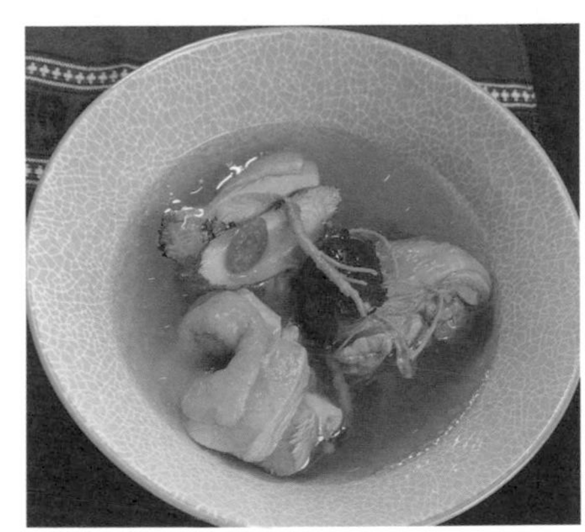

冬至時進補來提升核心溫度，但要補對地方就能改善。

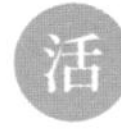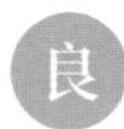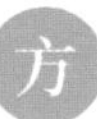

生活良方

深呼吸吐納改善喘不過氣

冬至時陰氣最盛，陽氣初生但最弱，也是受陰氣壓制最大的時刻，此時容易有低血氧，冬季憂鬱症，冬季長期性疲勞等現象，會有胸悶，眼睛乾澀，覺得喘不過氣，講話要特別用力，但又覺得使不上力，只要多做幾次深呼吸的吐納，狀況就會比較好。

請別人拍打手臂改善呼吸短促

如果深呼吸效果不顯著，特別是阿宅，整天不動的人，容易呼吸短促，長久下來容易出現低血氧的問題，反映在個性上也會比較消極，對生命缺乏熱情。這樣的人通常腹直肌比較無力，腹腔的空間不足，橫隔膜沒有足夠的下降空間，內臟脂肪過多，也影響到吸吐時的效果。

透過拍打手臂的陰面，也就是內側皮膚較白這一片（手肺經通道處），亦可協助改善。

手心要微微拱著，有點空心感，去輕輕拍打，不要到出砂的狀態，微微紅即可。春分的養生也有拍打手臂，可以自己來，但冬至的拍打，要請別人拍，這樣的拍法是為了讓血管擴張，需要副交感神經亢進，若是自己出力得由交感神經來運作，這麼一來就無法達到放鬆的效果。

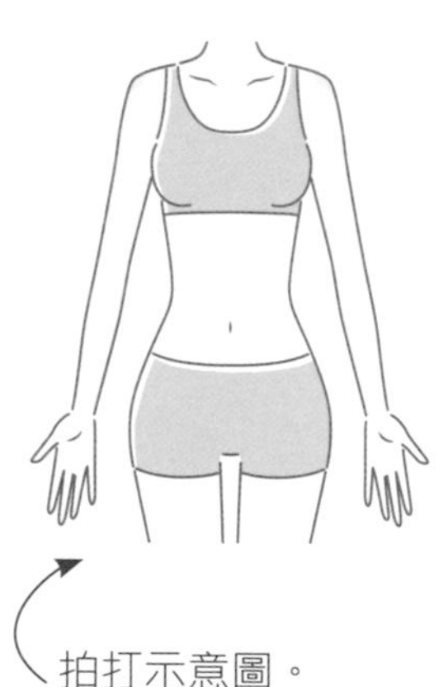

拍打示意圖。

TIPS

先拍鼻孔呼吸不暢的那隻手

自我觀察哪邊的鼻孔呼吸比較不通暢，就先拍那一邊的手臂內側，拍完後，再檢查兩邊鼻孔的呼吸做對照，如此也可強化神經的感覺，讓身體記住真正通暢的感覺，下次有狀況時，才會更快速覺察。

節氣 好生活

冬至三候‧泡溫泉吃湯餃抄手

用慶祝的心情來回應冬至，因為我們身體也準備活化起來，是盡情的吃，不是盡情的補薑母鴨、羊肉爐。

第1候 蚯蚓結

先前蚯蚓被寒氣被凍住，但冬至到來，空氣中開始有陽氣出現，牠的前端感受到陽氣了，會想要抬頭，但尾部還感受道地的陰氣，像溫熱的手碰到冰冷的東西，會反射性縮手一樣，頭尾兩端轉動的方向不一。

熱會往冰的方向走，冰也會往熱的方向走，呈現交會，就會形成打結的現象。這也代表陽氣將與陰氣交會了，冷熱開始有互動。

冬至在漢代是新年的開始，古代也認為此時是人們陽間與陰間的交會，容易感陰，天神人鬼之間的互動會多些，衍生相關民俗，所以很多重要祭典都是在這時節進行，自然界在此時也是生死交叉點，飢餓或死亡的考驗，所以古代會舉行祈福的儀式。

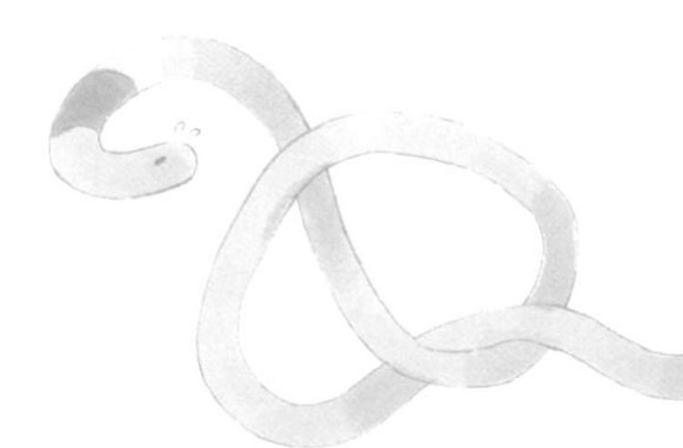

冬至是終藏之氣，陰氣已經來到高點，隨即陽氣萌動。

吃湯餃保養身體兼祈福

既要保養身體也要祈福，所以我們冬至要吃湯餃。古人吃湯餃會另加驅寒藥物，現代人的環境與營養不同，只需加些辛香料就可以，像是餃子湯要加點胡椒粉，要讓末梢循環變好就行，吃湯餃就能祈福，因為健康就是福氣最重要的根基。在冬至吃幾天湯餃，可以將過去這個冬季積壓在體內的寒氣驅除。

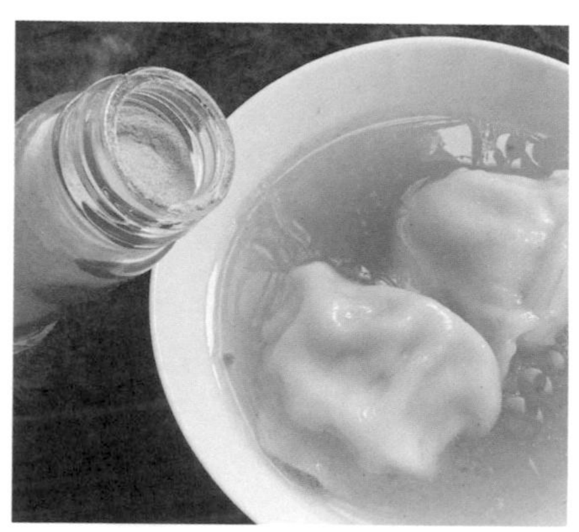

吃湯餃驅體內寒氣，但一定要加點辛香料如胡椒粉才有效。

原來如此・古人的餃子——驅寒交耳湯

冬至為何有吃餃子的習俗？傳說與神醫張仲景有關，他退休回鄉後，冬天大雪紛飛時，看到了鄉親因為凍傷而掉耳朵的現象，之後也容易死亡，因為陽氣消耗殆盡營養又不足，末梢循環不良才容易凍傷。

所以他把驅寒藥物與羊肉切碎包成水餃，讓鄉親時來食用，而且是以湯餃的方式，這個湯餃有個正式的名字「驅寒交耳湯」，重點是湯！因為湯藥能驅寒，但若只是為養生，在湯裡加些辛香料就好。

第2候 麋角解

奇怪，先前在夏至節氣時有提到鹿角解，爲何這裡又出現了？注意喔，此鹿非彼鹿！

麋與鹿不同，有陰陽之分，鹿角是往前方長的，所以屬陽，麋的角是往後長的，屬性為陰，在西方，麋鹿也有陰間使者的意象。麋在冬至時節，因為陽氣已經出現了，牠的陰氣雖然大，但已經開始受損，所以角就會脫落。

吃抄手讓身體發熱

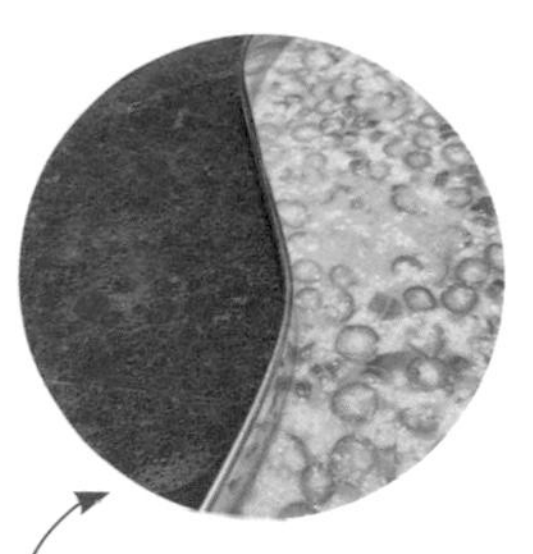

辣椒或辣油可幫助提升身體代謝。

因為陰氣開始退散了，所以古人認為這時要安養靜體，只需彼此恭賀，以美食相贈，唱歌跳舞，官員放假，要有迎接光明的慶賀感。第二候就要吃些餛飩，重點不是湯而是餛飩本身！以抄手來說，所加的辣油、胡椒，能讓身體發熱，新陳代謝提升。

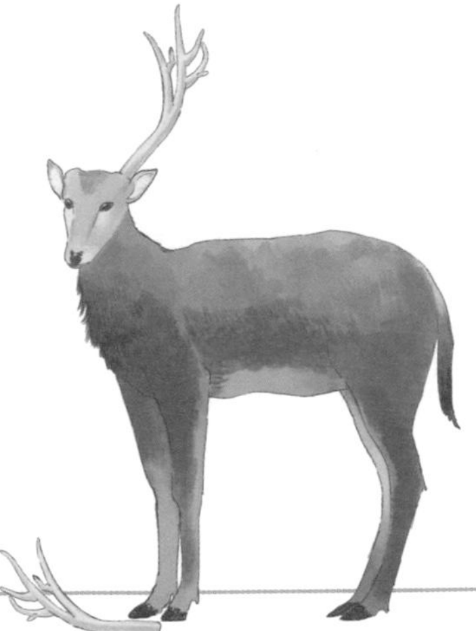

麋鹿屬性陰，冬至角會脫落。

料理加辣油

油脂可讓身體的代謝提升，所以有人如果不吃麵食，不一定要吃餛飩，只要在料理裡有加辣油就可以。

第3候 水泉動

進入第三候，陽氣從空氣中已經進入到土壤裡了，會讓土中的陰氣與穢氣都翻騰而出，所以此時疫病開始活躍，濁氣或病毒會跑出來。

為何不是說泉水而是水泉？泉水是透過土壤慢慢滲透出來，是純淨的，而水泉是水進入土裡，水被污染了！而且因為冬天，土壤的空隙變得更大，水會進入更深的地底，接觸到更多潛藏的細菌，容易出現疫病或是沒看過的病，造成人心惶惶，所以古人在冬至第三階段，就會用祭祀的方式來祈求平安，也會用火燒土地，帶有消毒的概念。

泡溫泉來加強防疫

雖然水泉是髒水，但可用流動的泉水來清洗，用乾淨的水清洗自己，避免沾染病菌。古時候的人就會去泡溫泉，預防疫病，尤其古代要洗澡不易，藉由祭祀前需沐浴的概念，來達到注意消毒與衛生的提醒。

以印尼的皇室為例，祭祀的祭壇附近都會有溫泉，要祭拜前必須先泡溫泉，拜完之後也去洗，不論東西方，很多的廟宇或是教堂附近，也有泉水處。

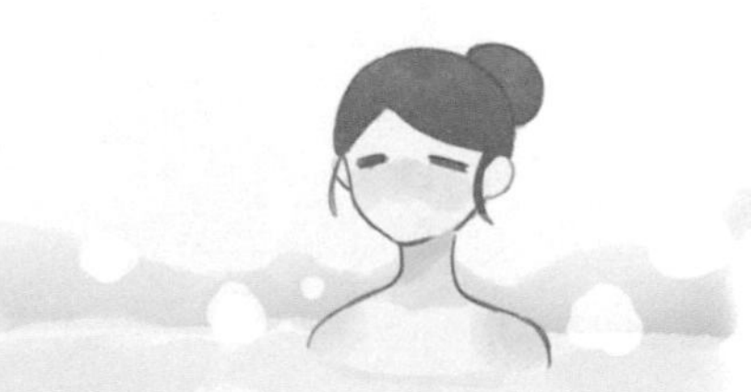

陰氣與穢氣翻騰，病菌趁機出頭，古人泡溫泉來防疫。

原來如此・紅豆糯米飯防災祛病

冬至也有食用紅豆糯米飯的習俗，用蒸的方式。

據說是在漢代，有個紈絝貴族公子，經常魚肉鄉民，後來死在冬至這一天。他喜歡花天酒地，新陳代謝不會好，也有三高的問題，在冬天新陳代謝率特別低，所以容易猝死。

據說他死後變成疫鬼，繼續殘害百姓，但因為他生前最怕紅豆，所以人們就在這時吃。糯米會讓紅豆具有黏性，可黏在身體裡，有很好的保護，所以被認為可防災祛病。

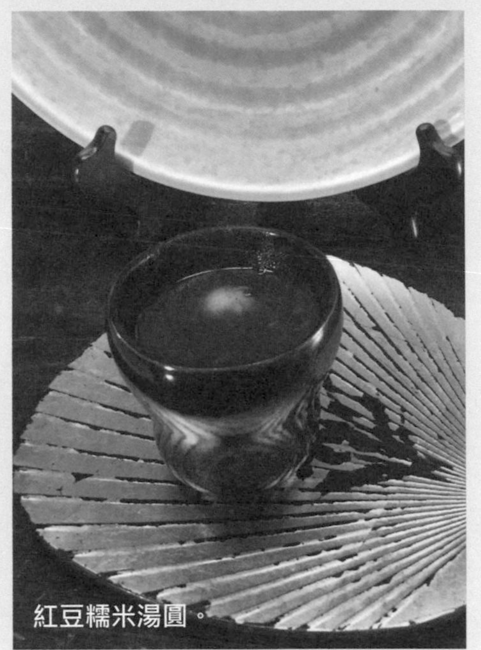
紅豆糯米湯圓。

你可能覺得這故事很玄，其實這是古人用故事來傳達醫學知識，也比較容易被記住，糯米可誘發免疫的提升，而紅豆有滋補強壯、健脾養胃、利水除濕等功效。

但是要注意，這時吃的紅豆糯米粥，不是一大碗，只是一顆小丸子大。

參考日本人的飲食，因為很多還是屬於漢唐的習慣，食量不多，所以冬至三候的飲食份量都不多，湯餃就是一顆，餛飩一個，糯米飯就是一個小丸子的量就可以。

小寒

一月5/6/7日

考驗期來了，新舊交接善始善終

時序進入農曆 12 月臘月，
「臘」有接替、銜接意思，
要將不適合的、不好的部分淘汰，
只留下優質的，有個好開始。

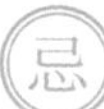

小寒節氣時的保養很重要，讓我們如何不會被淘汰，冬至時陽氣準備要破繭而出，到了小寒，陽氣已經冒出來，剛抽新芽卻要面對嚴寒來考驗，所以要防止外邪的傷害。

到了小寒，代表天氣冷到可以結冰了。立冬時只有冷，溫度低但還能接受，而「寒」這個字代表這種冷會傷人了。

小寒節氣的「寒」是從足下生，陽氣往上，陰氣緊跟在後，好似一場競跑，如何才能讓這時初長陽氣動得快一點，不被陰氣追上而慘遭淘汰？要保護陽氣，又不能一味地補，得讓陽氣動起來，有所作用！

之前的冬至透過食補，累積不少陽氣，若是平日裡身體就已經有過多卻無法運用的陽氣，到了小寒的節氣，陰邪旺盛，受到寒冷的刺激，血管收縮得很厲害，會有高血壓風險，容易中風或心血管方面問題。

除此之外，還容易出現抽筋現象。尤其小腹，但很多人不知道自己是小腹抽筋，會以為是背部或腰部在痛！所以得讓打通身體輸送管道，避免陽氣堆積。

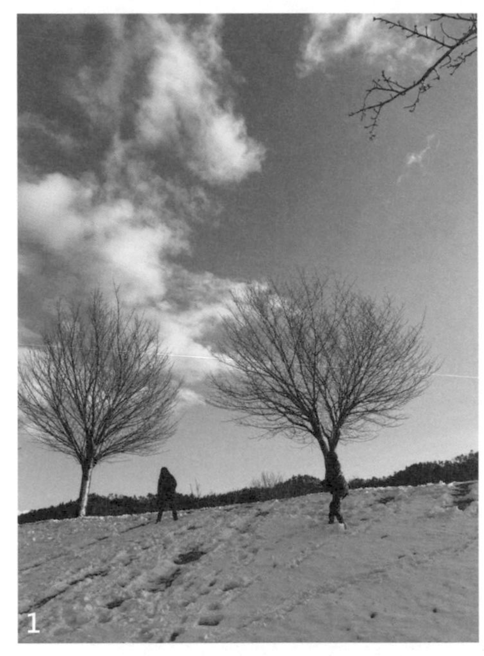

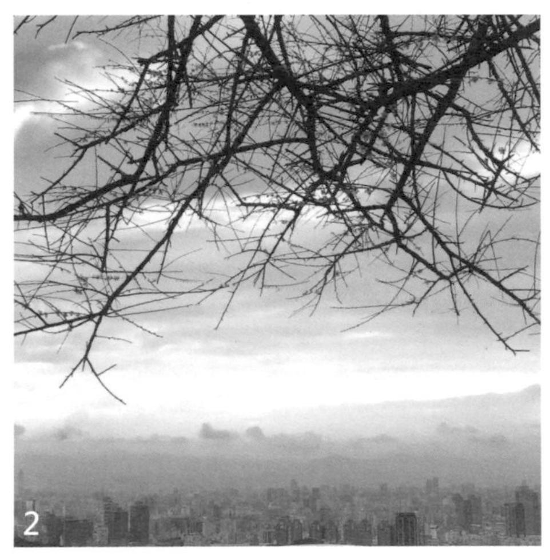

1. 小寒的冷，可以冷到結冰，冷到讓身體受不了。2. 到了小寒，農曆正好進入 12 月臘月。

節氣觀察室

40 多歲的男性貨車司機，用餐不定時，即使吃過了，因為馬上又要開車工作，身體也比較緊張，血液大多要輸送到四肢，腸道血液不足，也沒有好好的消化，消化液也越來越濃，腸道也不蠕動，所以後來不但胃食道逆流，還有胃穿孔的狀況！

經過手術治療後，到了冬天，會出現背部很痛，肚子抽筋的現象，尤其是小寒時節更明顯，一痛起來整個人縮著，也開不了車，醫生懷疑是否是術後的沾黏？但他納悶的是手術的部位在胃，但為什麼痛的位置是在肚臍以下？

當歸建中湯熱敷改善循環

案例是因受寒引起，又有血虛問題，可透過湯藥熱敷來改善。以他的情況，單桂枝湯祛寒還不夠，得再補血，在桂枝湯裡加當歸，就是「當歸建中湯」（建中湯有分大小，此處用的是小建中湯，成分為：桂枝、炙甘草、大棗、白芍、生薑、膠飴）。但不是用喝的，因為這樣陽氣還是會增加。

將藥材煮成濃濃的藥水，再用布沾濕熱敷，在覺得抽

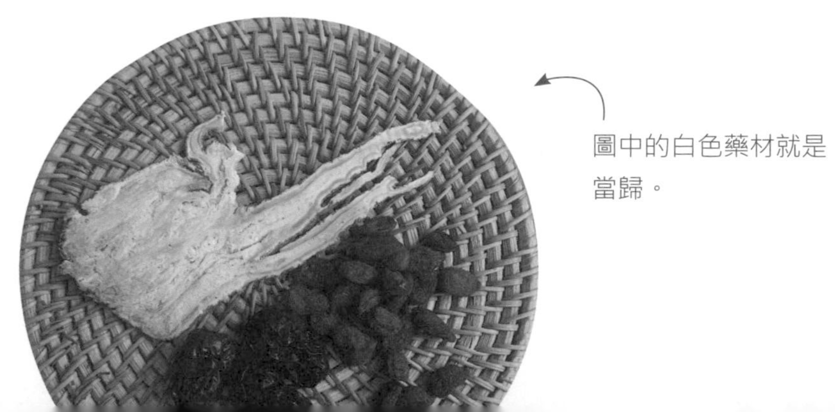

圖中的白色藥材就是當歸。

筋的部位可敷可按揉。後來建議這位駕駛，只要冬天室溫低於 20 度就可以開始敷，經過兩年，已經有很大改善。

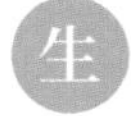
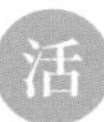
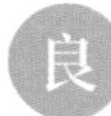
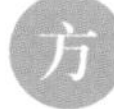

生活良方

吃點辣椒發汗好強化代謝

小寒這段時間裡，很多人坐著、坐著，就覺得腰痠若隱若現，那是因為腹肌在收縮，核心肌群最大片是在肚臍到大腿這一段，收縮時就是要將營養（陽氣）送到身體各處，小寒時節重要的是增強代謝，將營養送到需要的地方，而不是堵在路上造成問題，建議吃點像是胡椒或辣椒等辛香料的食物，而且份量要足，吃了會發汗或是頭皮麻的程度。

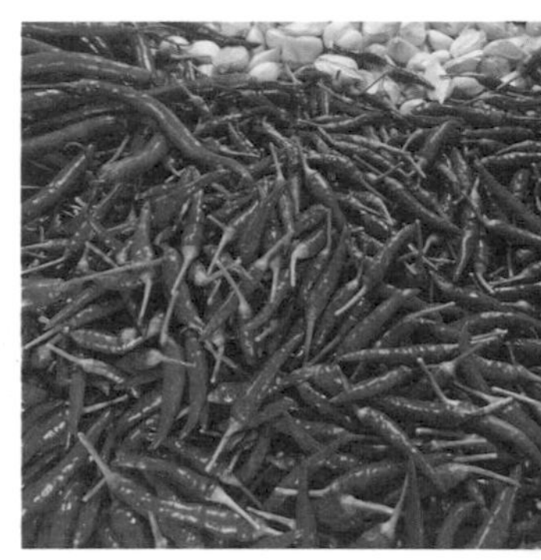

當小寒吃些辣椒，有助發汗強化代謝。

但不是吃麻辣鍋喔，因為有三高的人，身體的陽氣已經過度堆積，麻辣火鍋雖然有辛香料，卻放入其他補藥，反而不利！要在清淡食物中去加辛香料，像是青菜豆腐湯裡多加些胡椒粉，才能達到效果。

原來如此・胖子也會貧血

很多人常吃高油高糖食物，體型也比較胖，卻有貧血現象？照理說吃得多，營養應該也多，為何還會貧血？因為營養沒均衡送達，反而轉成脂肪堆積在內臟，其他地方的細胞卻得不到營養，只好從血液中去壓榨，所以變成貧血！有些人產後體型也胖胖或有腸胃潰瘍，痔瘡者，也有貧血現象，這樣情況的人就會在小寒節氣時，症狀變得更嚴重。

節氣 好生活

小寒三候．吃臘八粥多按摩祛寒

重點在於補腎與腎氣以及健脾胃，以相應的飲食與簡單按摩，像是吃臘八粥以及搓揉脖子，好祛寒氣保護身體能量。

第*1*候 雁北鄉

到了小寒，南方陰氣開始重， 濕氣重、陰氣也重，反觀北方陽氣開始冒出來，大雁感應到了，所以準備往北回歸，鳥類對節氣十分敏感，重要的遷徙常常是以此為時間點。

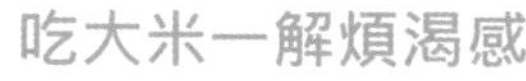

吃大米一解煩渴感

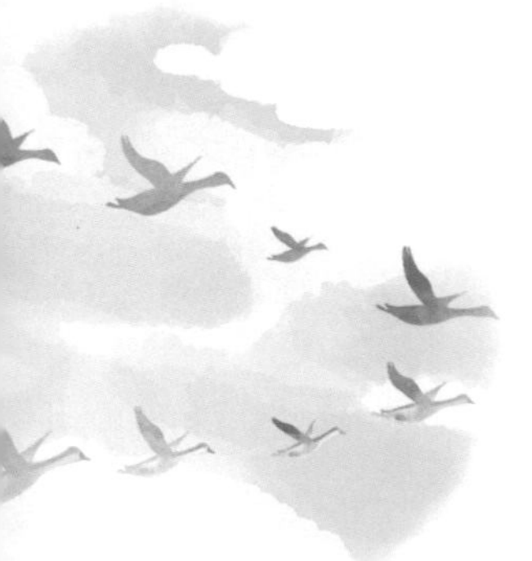

大雁在冬天初期會遷徙到南方，稱為順陰陽，追逐著陽氣前行。

雖是寒冬，但這階段已經對陽氣有感覺了，不過還只是想像熱的狀態，這時會出現煩渴的感覺，明明天氣冷寒氣重，不喜歡喝水也不想碰冰水，卻又有些煩躁口乾的感覺，只是水喝多了，身體的濕氣也變重，要想解煩渴的感覺，適合吃些大米。水稻有利水，調和陽氣的功能，可去煩、去渴、利尿，在小寒節氣的頭五日內，一天吃一次薏米粥（大米、糯米加上薏仁去熬粥），也可幫助心緒與血壓的穩定。

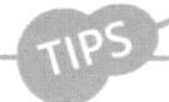

TIPS

搓足心活化初生陽氣

有煩渴現象者，腳底也會比較涼，建議用掌心去揉搓腳心的湧泉穴，將初生的陽氣拉拔與活化，達到暖腳補腎。但在小寒不適合泡腳泡澡，因為泡澡讓毛孔大開，反而受到陰氣所傷。

第2候 鵲始巢

喜鵲感受到陽氣動了，所以準備要築巢繁殖，此階段身體知道陽氣來了，會想進食，想有營養來增加能量，這也是為什麼我們到冬天時，會特別容易覺得餓，會想吃東西的原因。為此，得要來健脾胃。

黃豆、紅豆、黑豆三豆湯

照顧好脾胃的方法很簡單，可用三豆湯，但跟處暑節氣運用的不同，要將綠豆換為黃豆。

同時食用三豆湯（黃豆、紅豆、黑豆），可讓腸道與神經的反應比較暢通，蛋白質也能幫助腸道黏膜的修護，對活化脾胃有助益。

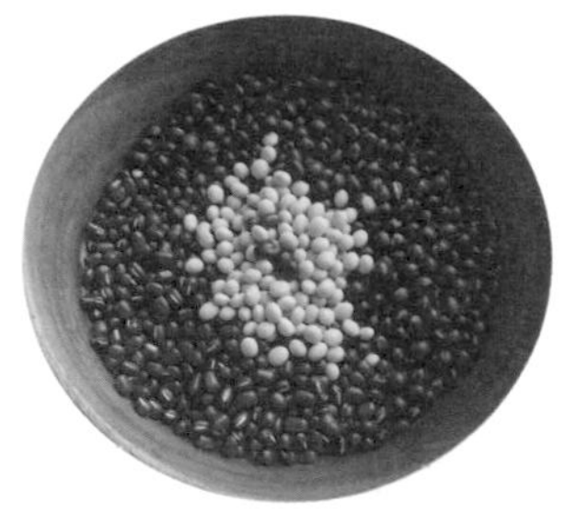

另外冬天時肺的系統比較勞累，這時可在三豆湯再加入整顆的花生來保養。

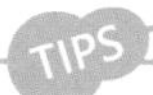

小寒三豆湯。

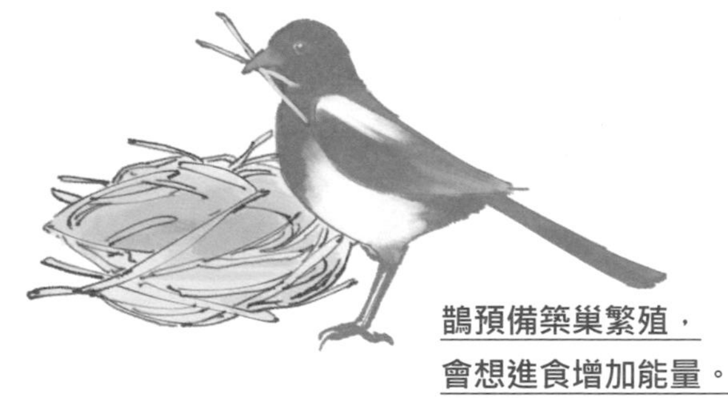

鵲預備築巢繁殖，
會想進食增加能量。

TIPS

按摩肚臍整健脾胃

可透過按摩來健脾胃，以肚臍為中心，手指略為施力，依照順時鐘方向慢慢地搓揉腹部，可以重複好幾圈，但方向一定要對，絕不能逆時鐘。

第3候 雉始鴝

最初對節氣的觀察，是以長江流域到黃河流域之間這一帶為主， 就以在地看得到的鳥類為意象。

雉也就是雞，體型較大顏色較暗，鴝則是體型比較小但顏色鮮豔。雞在秋冬時不怎麼叫，這時陰氣比較重，雖有陽氣但還未足夠到讓牠有反應，但小隻的野鳥已經對陽氣有感，因而鳴叫了。

吃芝麻、核桃補腎氣

暗喻著這階段對陽氣有反應了，所以要補感覺就是補腎氣，腎氣足，對周遭事物的變化與刺激會比較敏感，也比較快能做出反應，但這時不是補腎陽，而是要補腎氣，就是跟神經系統的傳遞功能有關。

建議多吃些芝麻、核桃等，富含 omega-3 脂肪酸、

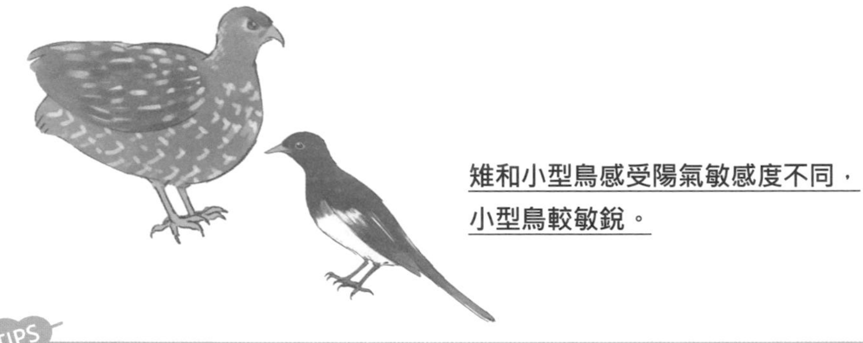

雉和小型鳥感受陽氣敏感度不同，小型鳥較敏銳。

TIPS

搓脖子保健脾胃腎

搓脖子，可暖身驅熱，重點在脖子兩側頸動脈部位，只要搓熱脖子，腳底、脾胃和腎氣都能得到保養。

維生素 B 群的食物，用黑色與白色芝麻，加上些核桃做成芝麻糊，可以補腎氣，人相對會比較清醒，感受就會靈敏。

搓熱腰部讓腸道內臟活動力變好

也可透過按摩來補腎壯腰，這時要搓熱腰部，因為腹腔繫膜的彈性若好，會讓我們的腸道與內臟的活動力與吸收營養的能力變好。

壯腰是讓腰部收縮良好，讓營養可以送到身體各部，而非只是囤積在某處。當體力變好，人也會比較清醒有精神些。

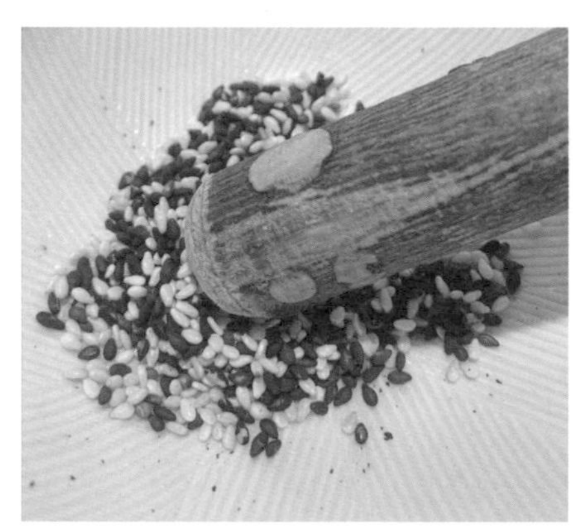

芝麻營養價值高，小寒時期可煮芝麻糊來保健身體。

原來如此・臘八粥懶人養生

整個小寒節氣都適用的三合一養生法，也可只用一個方法就能達到同樣效果，就是吃臘八粥，臘八粥可健脾胃驅寒，普遍食材為：大米、糯米、薏仁、紅豆、花生、紅棗、綠豆或黃豆、蓮子。

大寒

一月 ⑲/⑳/㉑ 日

除舊佈新，能量也要去蕪存菁

年度最後一個節氣，
來到除舊佈新的轉捩點，
得將過去一整年體內囤積的，
去蕪存菁。

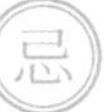

喝點小米酒，也可以高粱或米酒頭，加入黨參、黃岐、枸杞、菊花去泡藥酒，每天喝一次大約50cc左右即可，促進身體免疫機能。

以北方來說，像日本到了小寒節氣才是最冷的，那時經常會有暴雪，到了大寒反而較緩和。但在南方，像是台灣就是在大寒時感覺最冷，因為緯度不同，冷氣團從北極圈往赤道方向靠近，高峰掃過的時間不同關係造成。

到了大寒，準備面對新的循環，這時要厚積而勃發，先停下來累積，準備面對新的改變所需的動力，此時的北方已經是勃發階段，而南方還處於厚積的時節。

這時的尾牙習俗有除舊佈新的儀式感。以前的做牙，是全家族聚在一起，也會讓家中的奴僕吃吃喝喝，清點今年度的收穫物資後，要造脯（對肉類或蔬菜做加工保存 ）也要釀酒、積糞（將家禽家畜的糞便收集作為肥料），為過年過冬做好準備。

將這樣的意象對應人體的養生，就是要將過去這一年身體內所囤積的東西，去蕪存菁，將大量且好的水分儲存在體內。

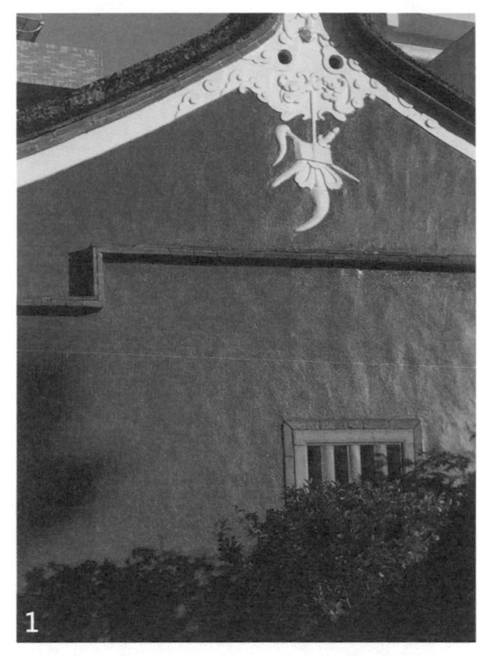

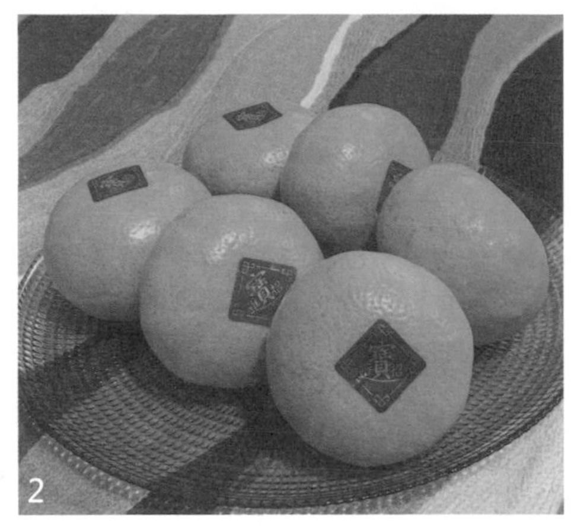

1. 冬日大寒節氣要開始除舊佈新，大家一起吃喝為過年過冬準備。2. 除舊佈新對應養生，其實就是去蕪存菁。

節氣觀察室

50多歲鐘錶名店老闆娘，她的三叉神經痛了好幾年，最初是因為顳顎關節炎而壓迫到三叉神經，雖有治療但沒有完全好，變成了老毛病，三叉神經也變得比較敏感，尤其到了寒冬，疼痛更是難忍，不管是吹到風，太冷太熱太悶都會痛！ 所以整天只能窩在有恆溫空調，不會吹到風的室內，跟她的眾多名錶對望。

貴婦模樣的她看起有點豐腴，其實是水腫，而且跟她自己的身形比例來看，頭臉看起來比較大。

身體水分代謝異常容易引起頭痛

以這位老闆娘的情況， 得要先處理水分代謝問題！

五苓散對水分的代謝很有效，近年來日本人會運用在「天氣頭痛」， 就是因為天氣冷熱，濕度或氣壓急遽變化而導致的頭痛，因為自律神經會變得敏感，尤其內耳負責平衡的神經也會敏感，身體會出現血管擴張或水腫，若是在腦部的血管擴張，容易壓到腦神經而產生莫名的頭痛，而且會跑動。

她可能是右邊的頭額，對氣壓比較敏感，所以這裡痛，也可能是三叉神經對溫度敏感，所以這部位不舒服。建議她用五苓散泡澡，後來就好了。

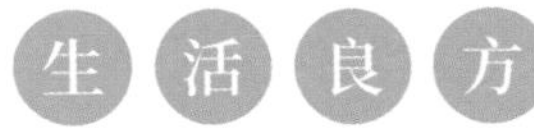

久坐不動頭痛找上門，泡藥澡誘發活化機能

這時期的寒氣來了，但停滯了，陰氣與陽氣都不動，人的身體也會有停滯之象。身體的液體像水分或物質會變得比較濃稠，所以會開始儲存較多水分在體內，這樣也有助於將內臟或細胞裡一些不好的雜質滲透而出，但也因水分較多，循環的負荷也會變重，這段時間也比較容易水腫。

以前人較常勞動，活動量大、排汗量高，身體少有多餘的水分，但現代人經常久坐，不愛動，基礎代謝率不良，到了冬天常會頭痛，脖子酸痛的人，很多是天氣頭痛情況，特別是在大寒這段時間，可用五苓散來泡澡舒緩。

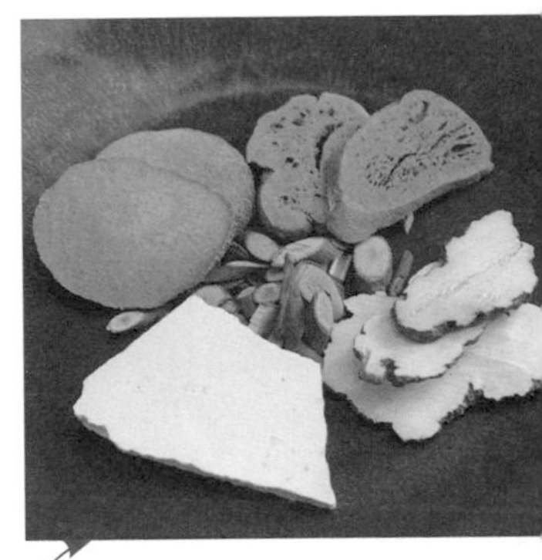

五苓散有利水分代謝。

泡澡的重點在於藥氣，因為只是要誘發身體機能的活化，五苓散就是以藥氣來發揮，可以作為保養身體，所以可以常泡。如果能趁此機會將雜質排出去而將精華吸收，就能達到很好的養生效果。

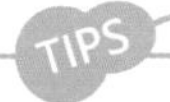

五苓散有助水分代謝

五苓散成分為豬苓、茯苓、澤瀉、白朮和桂枝。對於水分的代謝很有幫助，也適用於水腫，小便不利，冬季容易頭痛者。

節氣好生活

大寒三候・吃糯米喝小酒祈求安康

好像顛覆一般觀念！不過一小塊糯米，喝酒不易超過 50cc，臘肉不超過自己手掌大，提升免疫還能汰換品質不良的細胞。

第 *1* 候 雞始乳

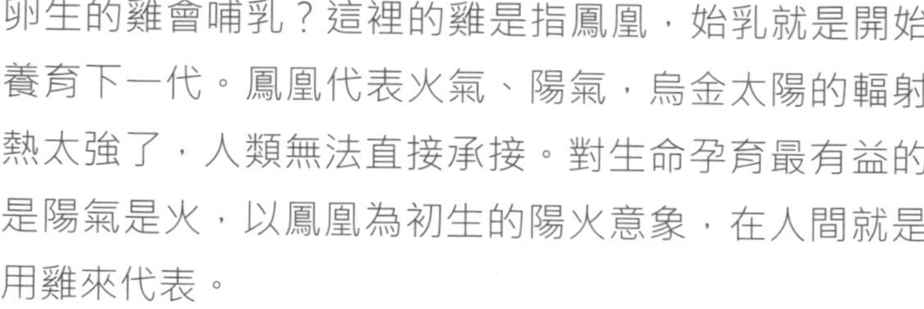

卵生的雞會哺乳？這裡的雞是指鳳凰，始乳就是開始養育下一代。鳳凰代表火氣、陽氣，烏金太陽的輻射熱太強了，人類無法直接承接。對生命孕育最有益的是陽氣是火，以鳳凰為初生的陽火意象，在人間就是用雞來代表。

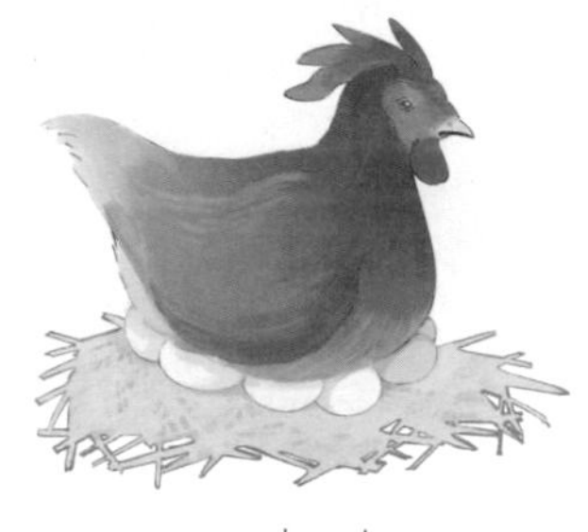

大寒的第一候，陽氣上升了，開始孕育生命。

這樣的陽氣滋養著萬物，雞的下一代尚未孵出來是雞蛋，也代表萬物在這時期還是一個種子的階段，所以雞始乳，其實是在孵小雞。

吃一小口糯米補充能量

陽氣初生時，需要快速轉成能量的營養，就是可以持續地轉換成葡萄糖的東西 — 碳水化合物，而且是高碳水化合物，以糯米為宜。

古人會在大寒節氣時會食糯，就是將糯米作成拇指魚際大小的麻糬（不包餡）再烤過，三餐可各吃一塊，作為身體下一階段的為了排毒的儲能準備。

第2候 征鳥厲疾

「征鳥」就是猛禽鷹隼之類，「厲疾」就是凌厲的俯衝之姿，意思是猛禽在空中盤旋，準備覓食，也有補充能量的意象。

大寒的第一候，雞還在孵蛋，到了第二候新生命已經出生了，但有好有壞。需用比較強烈的手段，可能是對環境或身體有所傷害的方式，來對身體做到去蕪存菁，將有瑕疵不適合生存的初生者淘汰掉，猛禽代表的就是身體的免疫力，淘汰不良細胞又要能壯大身體的免疫力。

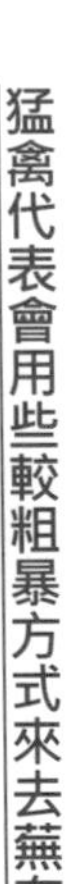

猛禽代表會用些較粗暴方式來去蕪存菁，讓身體汰換掉不良細胞。

喝小米酒縱飲只有50cc

那該怎麼做？古人用的方法就是縱飲。

以前的酒都是用發酵，類似現在的小米酒，發酵的酒裡有很多微生物，進入身體時會誘發免疫反應，加上酒精能促進新陳代謝，有些品質差的細胞或血球會被淘汰，因為酒精進入體內，身體得做最大的活化，才能將酒精排除，所以免役力上升，加上新陳代謝速度變快，就有除舊佈新的功能。

傳統發酵酒的酒精濃度比較低，古人能多喝，但若以現在的高粱或米酒頭酒精濃度來比，份量不宜太多，可以縱情但不能牛飲！況且現代的酒製作方式不一樣，大部分的酒裡就已經沒有微生物了，只有酒精。

第3候
水澤腹堅

不是大湖或大河，而是澤，澤的深度不會讓人淹沒，比較淺一些。冬天寒冷有的河面結成冰，挖個洞還是能看到裡面的水在流動。到了大寒最後一個階段，小河裡面也凍住了，魚蝦被凍住，等到春天融冰時，這些凍僵的魚蝦跟著暴露，變成新長出來的小蝦小魚的營養來源。

古法醃製臘肉高熱量高蛋白

古人從中得到啟發，我們也要開始補充營養，光吃白菜豆腐這樣的食材，無法提供讓人長肌肉或再生機制，身體需要高密度的能量，所以古人才會在此時吃臘肉。傳統臘肉要先泡料理酒，再加入辛香料來醃製，有酒精與辛香料，可促進代謝與獲得更高的免疫力，而且只要一小塊就有微量元素，高熱量、高蛋白，便可能持續地提升身體的機制。

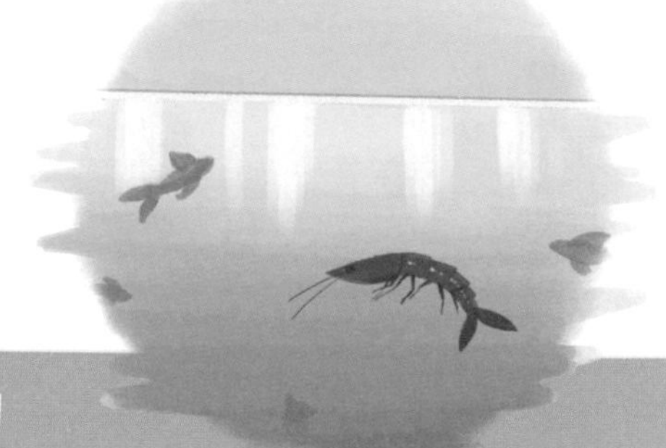

大寒最後階段，河裡的魚蝦被凍住，成為新生命的營養來源。

原來如此．好的臘肉沒人工化合物

現代養生概念，不鼓勵吃醃漬的東西，其實醃漬品中大家介意的是硝酸鹽，人體自己會產生硝酸鹽，像是口水裡就有很多，因為可以殺菌，反而是在食材中加入了人工化合物、調味料才是大問題， 若以古法製作的臘味就可安心食用。但最理想的養生是跟吃的量有很大關係，東西再好，不宜多吃，適量即可。

跟著 24 節氣過生活，擺脫亞健康

看完這本書後，你可以給自己一分鐘的時間，來觀察感受一下。深呼吸，你的鼻孔哪一側比較通暢？轉動脖子，哪一邊比較緊？聳聳肩，高低一樣嗎？ 左右轉轉腰，背部哪一邊有緊張感？

口乾舌燥、失眠、頭痛、煩躁、精神不濟、食慾不振、排便不順 ...，這些看似小毛病，卻會讓生活品質降低。倘若身體有異，請先去看醫生，若是仔細檢查或看過多位醫生，確定找不出病因，但總是困擾著你，身為亞健康的你，也許該回想一下，是否在特定時間點或氣候條件，症狀會變得明顯，那麼從節氣的了解與對應著手，會是你的新契機！

培養對環境以及自己身體變化的敏感度，是對健康最佳的投資。

一年 24 節氣共有 72 候，好似養生的刻度，伴隨著太陽的軌跡，我們的環境與身心隨時都在變化與適應，五天一個單位，看似短暫，但已經有足夠時間讓我們去體會與嘗試，你可以選擇自己特別有感的節氣去進行實驗，也去回想四季中有哪些節氣到來，會讓你特別有感受，可能是舒暢或是不適，或有明顯的變化。

本書中所介紹的節氣飲食或養生法，請當作儀式去進行，這樣自然會珍惜，不會過度，帶著對天地萬物的感念，有一種虔敬，讓人性與物性做連結，所以不是要吃多，只是透過這樣的方式跟天地與大自然連結，獲得更多健康密碼。

節氣保健，講究的是「天時地利人和」，觀察自身的變化，借助當下環境的力道，讓養生效果更加倍。

節氣，你的健康管理師

國家圖書館出版品預行編目 (CIP) 資料

節氣．你的健康管理師 / 黃雅玲著 . -- 初版 . -- 臺北市 : 風和文創事業有限公司 , 2023.11 面； 公分

ISBN 978-626-97546-2-5 (平裝)

1.CST: 節氣 2.CST: 養生 3.CST: 健康法

411.1 112017111

作者	黃雅玲
插畫	黃羽柔
指導．監修	董振生博士
總經理暨總編輯	李亦榛
特助	鄭澤琪
副總編輯	張艾湘
封面設計	黃綉雅
版面構成與編排	黃綉雅

出版公司	風和文創事業有限公司
地址	台北市大安區光復南路 692 巷 24 號 1 樓
電話	02-27550888
傳真	02-27007373
Email	sh240@sweethometw.com
網址	www.sweethometw.com.tw

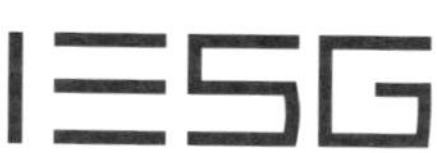

台灣版 SH 美化家庭出版授權方
凌速姊妹（集團）有限公司
In Express-Sisters Group Limited

公司地址	香港九龍荔枝角長沙灣道 883 號億利工業中心 3 樓 12-15 室
董事總經理	梁中本
Email	cp.leung@iesg.com.hk
網址	www.iesg.com.hk

總經銷	聯合發行股份有限公司
地址	新北市新店區寶橋路 235 巷 6 弄 6 號 2 樓
電話	02-29178022

製版	彩峰造藝印像股份有限公司
印刷	勁詠印刷股份有限公司
裝訂	祥譽裝訂股份有限公司
定價	新台幣 360 元
出版日期	2023 年 11 月初版一刷